思想觀念的帶動者

文化現象的觀察者

本土經驗的整理者

生命故事的關懷者

Living

直探宇宙隱藏的跳動

承受如夢召喚的牽引

走過遠方驚喜的記憶

迎向生命更深的信息

# 走進園藝治療的世界

黃盛璘

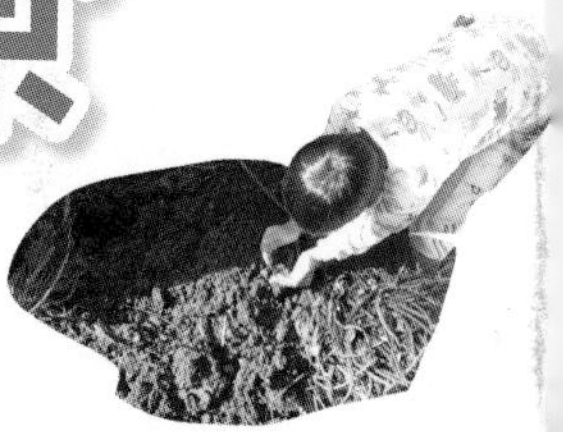

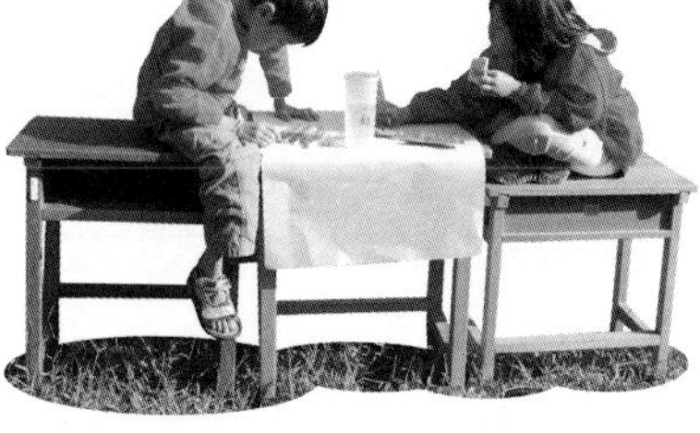

# 【推薦文】

## 唐香燕（文字工作者）

盛璘與我是在《漢聲雜誌》工作的老同事，曾共享許多跌跌撞撞的經驗，銘刻下難忘的記憶。有一次我們在做有關蔬果的專輯。緊鑼密鼓中，總編輯忽然決定要有一些蔬果貼近於人的記事和照片，其中一篇是蔬果可以敷臉美容。蔬果買來了，模特兒呢？年輕的女編輯多半未婚，十分矜持，待美編準備好一切拍照事宜，盛璘說話了：「這也沒什麼，我來吧。」只見她把臉洗乾淨，頭上裹好白毛巾，笑瞇瞇的躺下來，讓美編在她的臉上敷滿番茄和小黃瓜，拍照。在那一刻，我也為她拍了永遠不會褪色的照片，在心裡。

這就是盛璘，勇敢無畏的盛璘。現在的她快樂踏上自然農藝之路，在陽光下揮鋤，在雨霧裡播種，在人群中散布光與熱。我一點也不覺得這是奇異的變化，彷彿當年的她，臉上敷滿小黃瓜和番茄拍完照以後，就起身去到戶外，一邊笑說：「讓我來吧！」一邊種起小黃瓜、番茄，和其他林林總總的美好蔬果。

## 孫芳鵑（公視「下課花路米」製作人）

猶記大學剛畢業傻呼呼的我初到漢聲，就聽說有一位前輩行事特異已成「傳奇」：放棄台大學業，請纓加入漢聲紀錄常民生活的行列；接著毅然轉換崗哨，苦學日語前進日本福音館取經……種種事跡教小輩如我聽了足以嘴巴合不攏，下巴落下頦。

多年後班長本色不改，某日體察己心之不足，奮力與ＡＢＣ纏鬥，不數月勇闖美國摸索草藥新生活去也。漂洋過海這期間，班長的每週週記對於我而言是萬分珍貴的心療靈藥，愛環境永續生活的學習歷程，處處揭露著誠心正意生活的可能性，連帶感染著我對於未來的日子竟滿是一種幸福洋溢的輕躁感。

感謝這位班長，她以身「示法」，展現勇於躍入水池泅泳，在大地上匍伏耕作直到天黑的強韌身影。是這位堅定溫柔的先行者，讓我們這些班兵差可鼓足餘勇繼續隨行。

## 鄭晃二（淡江大學建築系副教授）

有些人做的事情看起來有點平淡，但是總讓你惦記著，盛璘就是這樣的人。她說她有一個什麼心願未了，一個不算年輕的人在追求一個年輕的夢。不知為何，我常常有一種衝動，想要知道盛璘最近過得如何，想要知道那個「聽了不是很懂的夢想」到底完成了沒有？

盛璘是個很低調的人，做的事情卻總是令人驚喜，問她的時候，她又出奇冷靜，舉例來說：她以前從來沒接觸「社區營造」，到文建會不久，推出社區營造政策首創的「社區營造員」制度，讓重建區許多做社造的人度過充實的時光，對於後續的社造政策有很深的影響。

她出國去了兩年多，回來時候聽她在談「園藝治療」，雖然陸續接到她的信件，還是感到有點意外又佩服。這種感覺有點像台灣退出聯合國的時候，許多人選擇到美國去，而她偏偏放棄學業投入文化工作一樣，很安靜的在做一些驚人之舉。

《走進園藝治療的世界》這本書，讓我們可以了解盛璘去了美國，人生經歷重要轉折之後的精采故事。透過它，我慢慢可以將一直以來，透過信件、某個夏日午後的聊天、友人轉述的片段消息，組織成一個完整的生命歷程。希望讀者也會跟我一樣喜歡。

## 克里斯多夫（Christopher Shein，樸門農藝師）

我在美麗特大學園藝景觀設計系教樸門農藝課和自然屋課程，因此在那認識了盛璘。我還記得她聽到用竹子蓋房子時那十分興奮的表情。她在這些課程裡，總是很開心，常跟我們提及她小時候在祖父家的回憶，那時的生活就是協調而自然的樸門生活。結束課程後，便聽她說要回台灣去推廣樸門，打算在台北推展都市樸門。

印象中，台灣是快速成長的國家，有熱帶海岸線和涼爽的高山森林，有大量農民人口和農村經濟，還有工業污染的超速成長都市，經濟大量依賴進口。可是一旦你吃的食物被國際市場控制時，農村經濟就會瓦解，因為在地、獨立的經濟系統是以農村為基礎的。如果台灣走上和美國一樣的路，台灣綠色將會消失。

所以，請走綠色的路吧，那是在地化經濟，沒有工業污染，沒有化學肥料破壞健康土壤，不會讓農民永遠依賴化學工廠。千萬不要步上美國後塵，它留下太多債務給後代子孫。那是一個有毒、不會持久的的文化。

記憶中的盛璘，總是和大家分享食物，教大家摘黑莓釀酒，喜歡爬郊山，觀察原生植物和野花等等，我非常期待這本新書出版，持續台灣的綠色之路。

## 傅月庵（文字工作者）

十幾年前，我棄學而逃，一頭撞入編輯的世界，黃盛璘是我的第一個主管。在她手下工作，想不認真都不行，因為她總是比你晚走，比你早到，比你更認真。此刻追憶往事，深刻了解自己所受的訓練，終於明白，遇緣則有師，善緣畢竟比惡緣獲得多多！

幾年之後，盛璘轉行學習「園藝治療」，還是一樣認真，從加州求師入行起，一直到回國，不停的與人往返討論，租地耕種，讀寫實作一起來。凡此種種，都讓我深信，這又是一個善緣的開始。《走進園藝治療的世界》就像是一顆種子，終將會在台灣這塊土地萌芽成長起來，讓傷痛的人間更多一些撫慰，失落無據者更多一些庇蔭。

【序文】

# 有人翻開了農藝百寶箱

劉克襄（詩人、自然觀察作家）

在三峽拓墾「草盛園」，回台北主編《漢方LIFE》，或許是盛璘從美國回來，這兩年多，周遭親友注意到的主要工作。

菜園一隅隨興栽植的農耕方式，以及雜誌月刊提倡的現代健康養生觀念，都讓我比以前更好奇，這位值得敬重的出版社老編輯，最近在實踐何種生活信念。

這其間，我剛巧熱中於對本地失落蔬果的尋找和研究，更隱約而強烈地感受，她對藥草和農藝的喜好，似乎遙遠地呼應著我的摸索。不免寫了一二封信，興沖沖地說要去「草盛園」拜訪，結果不知為何，自己總倥傯於瑣事，莫名地失約了。

二〇〇六年，《漢方LIFE》創刊，還跑去誠品當聽眾，參與開幕的記者會。不想，活動過於熱鬧，除了領到一本創刊號，還是沒時間和她靜下來，切磋植物知識和生活的心得。直到這本遊學筆記的出現，才有機會，從書本中一樁樁異鄉生活的小故事，了解她在這段時間的自然養成。

盛璘以調侃自我的文筆，戲稱遊學美國的旅次，是位年過中年的女人，希望藉由藥草知識的受教，發現第二春的可能。行文敘述，處處可見其樂觀而爽朗的學習態度，不僅放下過去專業背景的身段，謙沖地重新認知，還以感恩的心情，反思著這趟自然生活之旅。

這趟充滿環保意識的見學，盛璘也相當隨緣，從不小心到藥鋪打工，學習英文，卻是一路生活體驗的歡喜。凡描述經歷的精彩事物，也不必然經過嚴謹而有機整合的推介，而是以做筆記的方式，帶著快樂的心情在記錄，源源不斷地把一路的旅程見聞，熱情地宣揚，跟大家分享豐富的內涵。

輕鬆、快樂，無疑是閱讀這本書時的重要基調。從探觸有機農藝的知識，逐漸體悟到生活的價值和意義，則是閱讀過程裡，另一個重要的啟發。她不斷把自己過去的學習，和當下遇見的個案，做一個有趣的比較和反省。愜意生活，卻不忘嚴肅思考。

此外，盛璘尋求農藝、環保等知識的成長管道，並非追求正統大學的知識體系和訓練，尋找學位的認可，而是來自學費便宜、修課輕鬆且課程較實用的，社區大學的生活體驗。這等自主學習，恐怕也值得大家深思，或者對照現今台灣社會，一昧追求學位的社會主流意識。

當然，最重要的是，盛璘經過生活反芻，探索園藝治療的生活經驗。此一理念跳脫了過去，以插花、剪樹等修身養性為中心的庭園思維。一則則體貼人性，又充滿普羅環境意識的觀念，不斷地被她推介出來，引發我們深思。

盛璘好像在不小心的遊蕩裡，意外地發現了一個自然生活的百寶箱，好奇地翻開它。農夫市場、樸門農藝、自然屋、友善花園、學校農園和園藝治療等等，一個個精彩而可行的生態理念，猶如愛不釋手的精緻玩具，豐富地堆放在裡面。且透過她的逐一把玩，亮麗而生動地在我們面前展現。

身為一個自然書寫者，又長期和台灣自然環境的對話，我卻少有她此行的見識。邊讀邊作筆記，我忘情地被深深吸引，彷彿仍跟著她在當地走訪，繼續身歷其境，吸收多樣的知識。

行文中，許多點到為止的概念，我仍意猶未盡，竊以為，不少概念很值得在台灣更深入地反覆體驗。盛璘透過這回的旅次，開啟了一道明亮的窗口。我則期待日後透過這個窗口，看到她更精彩而豐富的實踐過程。

【自序】

# 我的尋春之旅

故事得從「四十歲」開始說起。

我一直以四十歲作為編輯生涯的退休年齡——二十二歲那年投入出版界，扣掉留學日本東京四年，將近十五年編輯經驗，夠了吧？對一個行業來說，我這麼想。

那四十歲以後呢？要做什麼？於是，我在電腦裡建了一個檔案「白日夢」，一想到任何我想做的，也不管是不是有可能、有能力去做，反正先寫下來、丟進去再說。可是，人在江湖身不由己，可沒辦法說退就退，於是我的四十退休大夢並未實現。

過了四十三歲，當上副總編輯後，突然領會到什麼叫「中年危機」：那就像爬山，年輕時，你一心要征服心中的一座山，於是你埋頭苦爬，眼前只有漫漫一條山路直通山頂，想像中的一片大好山頂風光一直驅策著你！但當有天你走到了，眼前景色從往上看，變成往下看；未來的路從想像變成可預知的真實時，你突然猶豫了：「這就是你一直得走下去的路嗎？你要這樣過一生嗎？」於是，危機來了，你開始胡思亂想了，腳步開始顯得紊亂、不穩了……這就是我的「中年危機」。

我將長年累積的「白日夢」檔打開，一一瀏覽：開幼稚園、加入公益團體、開花店等等，開始思考我的「第二春」——第二個人生。

也是時機成熟了吧？一直退不下來的編輯生涯，竟有了轉圜，順利地交了棒。接下來呢？這才是真正的考驗。有一年時間，我自己想這想那；別人看我離職，也幫我找這找那的，但總脫不了原來的框架、窠臼。我想來繞去的，一年下來，仍在原地打轉。

「不行！我得脫離這個熟悉的環境。」這時剛好嫁到美國的小妹盛環提出：「安迪（Andy）在加州的春風藥舖需要有人幫忙，你從沒來過美國，要不要來看看？」

美國？我一向認為美國沒什麼文化，旅遊從不將她列為考慮目標。但，美國夠遠，不失是個遠離台灣的去處，何況有小妹盛環那兒可借住，費用可省很多。

就這麼定了！既然決定了，首先得去拿個駕照才行。每個人一聽我要去美國，第一句總是問：「你會開車嗎？在美國不會開車，就像斷了腿一樣，什麼地方也去不了。」斷腿?!那我去美國幹嘛？於是拚了老命，四十六歲那年去考了駕照。

四十七歲那年，高齡的父親在睡夢中過世，這彷彿是父親送我的最後禮物——他讓我義無反顧地往前衝。於是，辦完父親的尾七後，我便帶著簡單行李直奔美國加州，帶著老朋友們的一堆祝福，展開我尋找第二春之旅！

二〇〇二年四月，我先以觀光簽證進美國，想著半年時間足夠找個第二春天吧？卻沒想到一路尋尋覓覓、碰碰撞撞的美國日子，一待就是兩年半，直到二〇〇四年七月，才帶著滿滿的點子和熱情回到台灣。

在美國學習的這兩年半，我保持每週寫週記的習慣，不斷努力張開觸角接觸新東西，原本是想透過新鮮事和台灣老友保持聯繫，卻也成了我開拓視野的動力。這也是拜科技之賜，有了電腦和Email，我可以和老友們分享快樂，也可以讓他們分擔焦慮，我的挫折、焦慮情緒總在第一時間內被化解、打消與安撫，美國、台灣之間的距離好像不再那麼遙遠了。

此外，來美國兩年半，要不是遇到一些可愛的人，我恐怕撐不了那麼久；有了這些可愛的朋友，美國也因此變得可愛了，這些人裡有我的老師、同學，春風藥舖同事，還有來美認識的台灣移民朋友……。

更重要的是，我果真遇見了讓我心動不已的新戀人——我永遠記得第一次與「樸門農藝」（Permaculture）和「園藝治療」（Horticulture Therapy）接觸時，心中響起「啊，原來你在這裡」的驚嘆，興奮之情溢於言表，好像它們一直就在那裡等著我。

於是，我向老友們宣布：「我找到我的第二春了！」修完園藝治療師認證課程後，我充滿期待地回到台灣，這次滿載著的是美國朋友的祝福，而展開的是第二春生涯的實踐故事。

# 遊玩亂學的日子

雖說來美是為了尋找我的第二春，但從何找起呀？腦袋一片茫然。
先不管那麼多，既然來到美國，先「學好英文」吧！

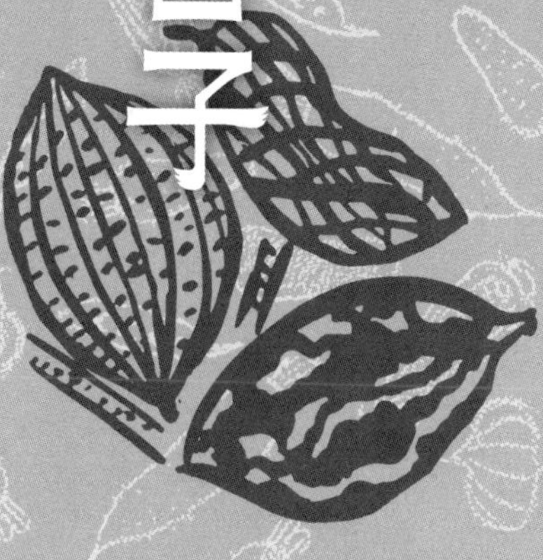

## 春風藥舖

會決定來美國，小妹盛璟、妹夫安迪提供住處和春風藥舖的打工機會，是促成此行的最大誘因之一。春風藥舖位在加州柏克萊第四街的倉庫區裡，前面是一大間貯存上百種中藥材的倉庫，而真正抓藥配藥的藥舖則躲在倉庫後面小房間內。每次打開門，迎面撲來的中藥材香甜味道，總讓我忍不住要深呼吸好幾下。

妹夫安迪家住在柏克萊以北的郊區新興社區，開車到柏克萊約二十分鐘。既然要到春風藥舖幫忙，沒車可真的就像沒腿一樣，只能困坐社區。於是來美的第一件事就是去「租車」。

在朋友湯瑪士的強力推薦下，安迪決定為我租一台兩千四百西西、金褐色的CAMERY。我說好像太豪華了，安迪卻高興地說他偶爾也可以用。

新車租金一個月包括保險大約三百六十美元，而我這個中藥舖新手，大概只能拿到時薪七美元的打工費，平均每週工作三天、每天大約三小時，算下來連租車費都不太夠。但車子又是美國生活的第一課，我也只好入境隨俗了。

從此我生平第一次擁有一部豪華車代「腿」。自詡是個大路痴的我在加州學會的第一個路線，就是從安迪家開往春風藥舖的方向。

說到春風藥舖，當然要先介紹一下老闆——我的妹夫安迪。他是來自麻州的猶太人，五十一歲，處女座，作事十分有規劃。大學專攻特殊教育，畢業後當了十年社工，服務過監獄等各種機構，聽說到現在仍有人很懷念他。

三十歲那年，安迪突然對中醫有興趣，但那時中國仍未開放，他便改道到台灣學中文，因而認識我小妹。我小妹常說他「前世一定是中國人」，因為他讀起古文一點也不困難。學會中文後，他才到中國去拜師學醫。聽說他的體質非常敏感，幫人看病時，病人痛哪裡，他也跟著痛哪，一整天下來，常搞得自己全身都不舒服。

學成回美國後，安迪搬到加州開了春風藥舖，做批發中藥的生意，幫人鑑定藥材的真偽，是加州第一家進行中藥材重金屬及硫磺含量檢測的藥舖，在美國中醫界小有名氣，現在他更希望推動中藥材全面有機化。

在現實生活裡也是個環保主義者的安迪，生活習慣超龜毛的，非常堅持原則，絕不輕易妥協，例如過午不食的中醫養生習慣，數十年如一日，任誰的宴客都無法打動他；加上美國人直言不諱的作風，常讓不拘小節的我感到緊張。不過話說回來，在美國幫助我最多的還是他。由於在春風工作，我也開始拿起安迪書架上的中醫入門書來看，哇！還真不容易，我們的老祖宗好像把中醫弄得太玄太複雜了。翻來看去，我最有興趣的還是藥材，安迪還熱心地鼓勵我說：「你乾脆去唸藥材鑑定，這在美國還沒有人做。」可是，中醫真是我想要的嗎？我決定等待時間給我解答。

除了安迪，春風藥舖還有幾位靈魂人物：

## 我的主管——比爾

比爾（Bill）是我認識的美國朋友中，少數幾位土生土長的加州人，五十八歲，以前是爵士樂鼓手，因為常跟著樂團到處演出，作息非常不正常，身體漸漸出了狀況，聽說是免疫系統失調，透過中醫醫療而結識了安迪。後來，他乾脆辭掉樂團工作，就在春風藥舖打工，一做竟然就定了下來。

由於我會看中文，所以我的工作之一，就是負責與不太會說英文的中藥材大盤商連絡，並協助比爾清點藥材、鑑定藥材的真偽、好壞，再貼上春風藥舖的標籤，安排出貨運貨。辨識藥材可不是件容易的工作，有的是同名卻不屬同一種藥材，也有同一藥材卻有數種不同名字的，好混亂。除了作基本辨識外，某些藥材還得送到正式的檢驗單位，看是否有重金屬含量過多的問題。

雖然藥舖的工作細碎又繁瑣，但這裡貯存著上百種藥材，一進門，迎面撲來的那股中藥味，總是勾起我大學聯考時的「中醫夢」（不過我當時卻不小心考進了西醫系統的藥學系）。比爾不多話，我常藉著工作的話題和他練習英文。由於我們都喜歡爵士樂，所以我在的時候，藥舖裡一定洋溢著酥軟的爵士音樂。

在藥舖工作，老鼠是最大的敵人，我們常會發現藥袋被咬一個洞啦，或藥盒裡出現老鼠屎啦，比爾總在角落裡放上捕鼠器，和老鼠鬥法，企圖補捉牠們。「我懷疑這裡有中醫老鼠，牠會配藥。」有一天比爾指著一個藥箱說。原來老鼠咬來其他藥材，搭配著這個藥箱的藥材吃。還有一次，我們發現可以助眠的酸棗仁的藥袋被咬，比爾笑著說：「嘿嘿，有老鼠失眠了。」於是，我和比爾開始編起關於老鼠的連環故事——這是一個中醫老鼠家庭，有中醫爸爸和媽媽，加上兩個小孩……咦？這不就是安迪家嗎？呵呵！

## 綠手指——泰瑞

泰瑞（Terry）三十六歲，個子很高、人很和善，留著一頭長髮，但頭頂中央卻光禿。他每週三來春風打工一天。我發現喜歡中醫的美國人，大多是自己身體出狀況，西醫沒效，轉而接觸中醫，因而結下因緣。泰瑞也是一樣，十八歲時腰骨受傷，西醫治不好，改用針灸，才終於治癒。他覺得中醫體系太複雜，讓他又喜歡又害怕，年輕時很想學，又擔心自己學不來。大學畢業後，先去當木匠，直到八年前終於下定決心唸中醫，二〇〇一年畢業、考上中醫執照，就在柏克萊租了一間診室（在美國，中醫診所通常是一棟房子分隔成好幾個小房間分租出去），但因為是新手中醫，病人還不多，所以還得兼差當油漆工謀生。

泰瑞剛結婚不久，買了一間老舊房子，自己設計、動手整修。他是位綠手指，在後院種了一排竹子，巧妙地擋住旁邊高速公路的轟隆車聲和灰塵，後來變成了我的樸門農藝老師最喜歡舉的一個例子。

## 台灣女婿——麥克

麥克（Micheal）三十六歲，曾到台灣學中文，我因幫他找房子而認識。這次在春風再次跟他碰面，他大聲跟我宣布：「我今年要結婚了！」新娘居然是在台灣租房子認識的小學老師淑峰。

「我不想長久住台灣，台灣對我太吵了。」聽說他早年過的是嬉皮式的山居生活，小妹回憶他第一次走進春風藥鋪時，「留著長髮、蓄著長鬚，一開口就說要在春風打工。」在安迪的鼓勵下，他先到台灣學中文，再回美國申請進中醫學院。今年畢業，剛拿到中醫執照，和朋友分租一間診所，至今還沒有病人上門。

麥克在社區大學選了兩堂課：壁畫和鋼琴。問他為什麼要選這兩門，他說：「你們孔夫子不是說除了中醫，還要會音樂、畫畫……」猜半天，大概是「禮、樂、射、御、書、數」吧?!聊起美國人和台灣人，他說：「美國人生活太緊張，總是忙著安排這個、安排那個。」他覺得像他這種三十三歲才決定去唸書、三十六歲還得靠打工過日子的男人，在台灣可是異數。「我要學台灣人，一次只做一兩件事。」是嗎?對我來說，美國人反而沒有台灣的人焦慮呢。

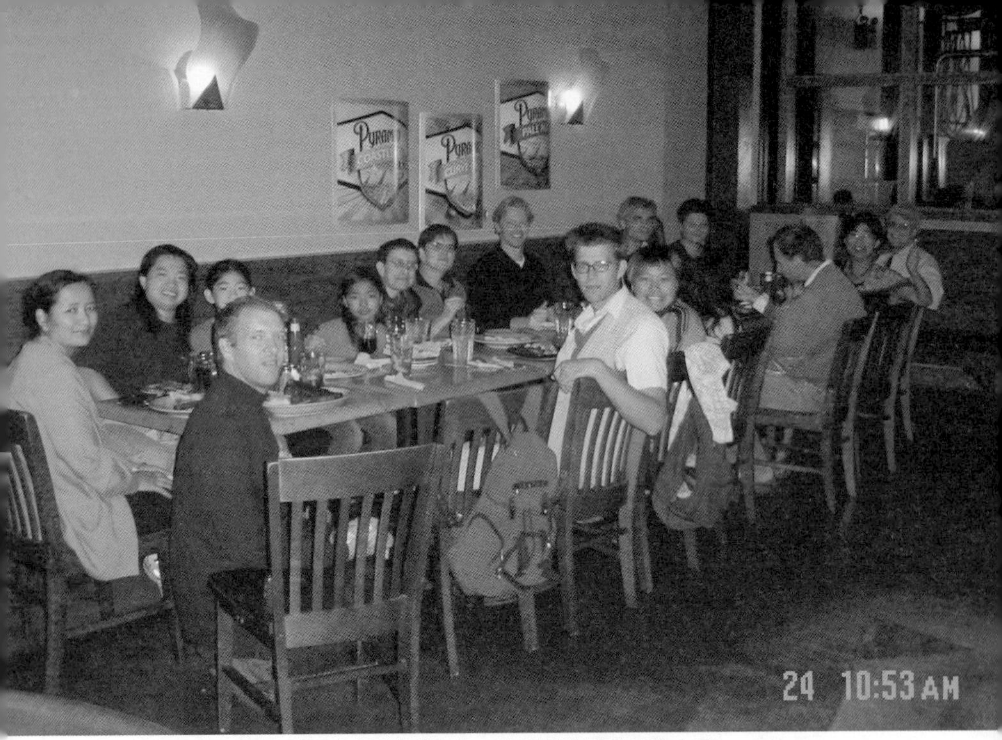

春風藥舖的同事們為我舉辦的歡送聚餐，我的老闆比爾有事先走了。

## 西藏朋友——達娃

達娃是西藏人，父親篤信白教，是負責寺廟繪圖的匠師，早年逃往尼泊爾，再輾轉到美國，最後落腳紐約。達娃一家因著父親的關係移民美國，有人介紹她先生來加州開車送貨，沒想到竟發生車禍，傷到脊椎，現在只能領很低的保險賠償，全家就靠達娃在春風所賺的薪水維持生活。

達娃的家非常西藏風格，一進門的客廳就擺著佛壇，牆上也掛滿佛像和達賴喇嘛像，聽說她每天早上第一件事便是跪拜一百次。兩房一廳的小小公寓住了五個人，除了她先生和她，還有三個小孩，一個十八歲、一個十六歲，最小的是在美國出生，才六歲。達娃剛到美國時，在成人學校學過一年英文，她的英文都是後來在職場練出來的，聽力沒問題，但說話對答便有些困難了。

達娃最早只是幫春風藥舖打掃，三年前，安迪聘她為正職員工，幫忙做任何雜事。達娃人非常好，看她作事的方法，就知道她很聰明。

安迪常感慨說春風不能關，因為比爾和達娃都得靠它生活。如果關了，達娃英文不好，比爾快六十歲了，這兩個人要找工作實在很難。

看樣子，春風藥舖還真像是一個多元而另類的大家庭呢！

## 借園藝，學英文

雖說來美是為了尋春，但從何找起呀？腦袋一片茫然。先不管那麼多，既然來到美國，總要先「學好英文」吧！安迪推薦我去上「柏克萊成人學校」（Berkeley Adult School）的ESL（English as Second Language）課程，這主要是為了協助低收入的新移民適應美國的初級英語課程，完全免費。

於是，選期不如撞期，就在我租好車子的那一天，順道拐到柏克萊成人學校，當天就完成報名、簡單的分級測驗，並預約了早上的課。

只是沒想到，ESL課程的進度非常鬆散，又沒考試，才上沒幾天課我就有些意興闌珊了。雖然如此，這所學校非常有趣，我讀的這班以墨西哥人最多，同學中還有來美國投靠兒子的烏克蘭阿嬤、中國廚師、韓國女大學生、來當義工的日本大學生，當然還有從台灣來坐移民監的歐吉桑、歐巴桑。

我想，這裡的每個人飄洋過海來到美國，背後想必都有一個自己的故事吧。

## 來去圖書館

當我正煩惱著英文進步遲緩，來美已經好幾年的好友雅琴提醒我：美國的圖書館有很多學習的資源，一定要多多利用。因此，我特地找了一天，決定好好逛逛柏克萊圖書館。

柏克萊州立圖書館設在一座老建築裡，內部才全面整修，重新開放沒多久。這兒總共有五層樓，四樓是兒童館，故事書和CD-ROM、音樂CD占了一整層；五樓是「藝術和音樂區」，有大量的CD和錄音帶提供出借。最特別的是，一樓有錄影帶老片可以借，還有電腦讓人上網（每人限制一個小時）；有的座位設有插座，供手提電腦使用。

我最愛泡兒童館，繪本成了我學習英文最佳的課本，館裡的服務人員大部分是歐巴桑和歐吉桑，大概是義工吧！我開心地想，我可以整天耗在這裡！

圖書館一樓的告示牌貼滿活動消息，櫃台上堆滿免費報紙，這裡從此成了我了解美國社會脈動的最佳資料庫！

## 園藝英文課

一轉眼到了九月，我已經對成人學校進度緩慢的英文課很不耐煩，剛好接到鄰鎮瑪坦尼茲（Martenez）的成人學校宣傳手冊，看到有一門課叫做「園藝英文」（Gardening ESL），讓我好興奮！對呀！為什麼不能用生活情境來學英文？由於可以帶小孩參加，便說服小妹盛璟帶著兩個女兒一起報名去。

園藝英文課每週兩次，週二是室內課，週四是戶外課，教室外有塊荒廢空地，就是我們實習的地點。第一堂課是自我介紹，教室裡坐著大約十位學生，老師很年輕，名叫莎拉（Sara），看得出來對教學很有熱情。班上除了我們這一家，其他都是西班牙語系的中南美洲人，看起來人都很好、很熱情，但英文程度就參差不齊了。

第二堂上的是戶外課，第一個工作是整地。我帶著外甥女世喜和世萱來勞動服務。

九月正是秋老虎發威的季節，整個荒廢的花圃曝曬在大太陽下，老師先教大家認識各種工具的使用方法，接著便上工，蹲在地上動手挖土。哇，有些雜樹根還真難去除，鏟子一挖，碰到的都是石頭，看來這片荒地要變成花圃，還有得挑戰囉！但老師很有自信地說：「沒問題，下禮拜我們來造幾個高床（raise bed），填一些肥土，就會招來蚯蚓，改善土質啦！」

一堂課下來，在太陽底下勞動了筋骨，每個人臉頰都紅通通的，我們家兩個小孩也玩得挺開心的。

隔週上課時，班上多了一位新同學，陳，台灣人，三十九歲，在台灣是做成衣生意，剛來美國兩個月，下個月就要結婚了，未婚夫是美國人，「都四十七歲了，還在唸法律，不過明年要畢業了。」盛璟問她：「為什麼不等到他畢業後再結婚？」她回答也很妙：「到那時，他大概就不會和我結婚囉！」知道我還單身，她一直鼓勵我上交友網站去登記，她就是透過網路找到這個老公的。我聽了只是笑著搖搖頭，真是個心直口快的熱心女孩啊！

## 堆馬糞、做高床

第二次戶外課時，莎拉老師很高興地宣布，她到附近的農場要到了一卡車馬糞。所以，今天的重頭戲就是要在上週整過的空地上，鋪上厚厚一層有機土和馬糞，這可是很吃重的工作，但班上卻只來了五個人，天啊！

我們「五壯士」就這樣在大太陽下，努力挖起馬糞，覆蓋到原本貧瘠的土地上，不斷吸著有機肥料揚起的灰塵，呼，要做農夫真是不簡單呀！兩個鐘頭過去，我們五個人加在一起，還是沒做多少。

我答應老師週六再來做一天義工，繼續把馬糞肥料鋪完。能擁有一片花園和菜園，可是我在台灣不可能實現的夢想呢！再加上莎拉老師人很好，很樂於指導我們，因此我一定要把握機會，從頭做到尾！

十月中旬，終於要開始在地面上做高床了，莎拉老師買來好多木材，第一步先教我們做木工，學習釘木架子。我以前從沒做過木工，真的好興奮！可是竟只來了兩位學生，其中一位當然是我，其他同學真是太混了。我這個歐巴桑不但沒翹過課，如果老師需要幫忙，我也一定會出現。在做這些園藝農事時，我很清楚，這是我喜歡的，心中充滿著快樂和滿足！我忍不住一再問自己：我的第二春和這個有關連嗎？我想，只要順著心裡的感覺走，一定會找到我內心喜悅的泉源吧！

## 做個「有機人」

### 農夫市場

台灣到處都有生鮮超市和菜市場，卻還沒聽過所謂的「農夫市場」（Farmers Market）。剛來加州兩個月，就在我第一次去圖書館那天，初夏的陽光怡人，我信步沿著圖書館旁邊的公園四處逛逛，無意之間逛進了柏克萊農夫市場。

柏克萊農夫市場是在市政府旁邊的一小段道路上，緊鄰著公園，離圖書館不遠。這是由「生態中心」（Ecology Center）所主辦的有機農產市集，裡面的攤位全是由農夫自種、自賣、自製的有機產品，除了蔬果攤以外，還有有機乳酪、麵包和咖啡等。

六月中旬正是李子、桃子、草莓盛產的季節，現場許多攤位都可以試吃。買了杯有機咖啡和麵包，坐在旁邊的公園草地，曬著溫暖的陽光，配上現場愉悅的音樂表演。我第一次來逛就愛上了農夫市場。

後來，我查了一下資料，才知道加州的農夫市場已經有將近八十年的歷史。據說最早是出現在一九三四年，洛杉磯有一群農夫拉著卡車，滿載著自家栽種的農產品，聚集在人稱吉爾摩島（Gilmore Island）的空地上販售，他們還自行在土地上規劃出一格一格的停車位，很快形成市集的雛型。由於這些剛採收的蔬菜、水果和鮮花，非常新鮮價錢又合理，實在讓人無法抗拒，加上整個市集飄散著美國西岸隨性而開放的氣氛，農夫市場成功地初試啼音，也開啟了強調「在地生產，在地消費」和「健康、有機」的市場新型態。

農夫市場裡不只賣新鮮蔬果，還有一些關心環保和農業的組織團體也會來宣導理念，譬如有個攤位是呼籲大家連署：希望政府通過立法規定，所有咖啡都必須用有機栽種。根據他們提供的文宣資料，我才知道種咖啡得使用大量農藥和肥料，對環境造成很大的傷害。我這個咖啡族在這裡又上了寶貴的一堂課。

## 柏克萊生態中心

自從上回逛了農夫市場時，發現主辦單位是「生態中心」，我便對這個機構十分好奇。它的地址離春風藥舖不遠，我決定從春風下班後，順道逛去看看。

一走進生態中心，大門旁邊的桌面上就堆滿了許多宣傳單，有各式各樣的生態和環保活動訊息，真讓我大開眼界！光是從這些活動傳單就可以感覺出柏克萊這個城市的綠色特質——非常關心生態、環保和靈修。

生態中心是一個非營利的公益組織，主要是保持該地區的生物多樣性和生態整合性。除了參與公有土地的管理決策，同時促進政府環境政策的立法，並致力扶植相似理念的團體和公民，一起來參與公共空間的決策和管理。

生態中心的牆上放著幾排跟生態環保有關的書籍，雖然數量不算多，但看起來相當重量級。此外還展售有機種子、無毒油漆、生物除蟲劑等等，咦？有機棉T恤，連穿衣服也要有機呀，我算是又開了一次眼界。

我挑了幾本給兒童看的生態書，並買了一件有機全棉T恤，十六美元，果真不便宜！

很快地我就發現，在柏克萊這個城鎮，超級市場一定設有有機產品的專櫃，各種水果、蔬菜不用說，連豆腐、麵包、啤酒全是有機的！甚至還有兩、三家只賣有機產品。在這個城鎮，不過有機生活似乎太辜負她了，既來之就安心享受，我要好好學習做個「有機人」吧！

## 中年人生

我剛到加州的第二個禮拜，多年前在日本唸書、透過安迪認識的美國朋友芭芭拉（Barbara）就興沖沖來找我們。

才從義大利回來的芭芭拉，這一生就像個江湖遊俠，不斷遊歷世界各地，曾經受安迪影響與鼓勵去台灣學中文，後來到日本，結了婚又離了婚。我從日本學成回台灣後，她又去夏威夷兩年，先在旅行社做日文翻譯，後來考上執照，成了潛水艇的船長，然後又去了義大利。如今四十歲終於回到家鄉，想安定下來了。

我的人生剛好跟芭芭拉相反：二十多年來都走在同一條路上，出校園就踏進出版界，從編輯助理做到副總編輯，一直以為我就要這麼終老一生了。過了四十歲，面臨到中年危機，才開始思考我真的就要這麼走下去嗎？這條路就是我下半輩子要走的嗎？也才想到我是不是還有未實現的夢想？是不是該換個不同的跑道走走看，嘗試做些跟過往人生截然不同的事物？而芭芭拉不同，她是趁著年輕先大大地玩個夠，過四十歲才想要定下來。

有趣的是，雖然我們人生順序不同，但面對未來，我們都茫然、焦慮，又帶著些許期待與想像。

這時我收到老友莊的信，他幾乎和我同時離開出版界，Email上說，他要展開專業作家的生活了。看著老友的信，一方面很高興他找到下個努力目標，另一方面也引起我的慌亂，我呢？我真的要放棄、切斷辛苦經營了二十幾年的編輯生涯嗎？那份讓我不眠不休、百分之百投入的工作，我真的不再留戀了嗎？

好友明玲也適時寄來Email，讓我尋尋覓覓、毫無頭緒、焦慮的心情，暫時得到鬆解：

盛璘，

在木村拓哉主演的「長假」裡，敘述人在事業愛情皆困頓時，
如果有個長假，休息一下，不要一直往前衝，這是上帝的恩賜。
在長假裡，可以撒嬌撒野撒賴，可以迷惘喝醉躊躇，
一切都在試探中，一切都沒有把握，
但感覺會慢慢清楚起來。
這是歐巴桑看日劇的心得，互勉之！

明玲　上

對啊，我為什麼不能將這趟尋春之旅當成人生的一個小休息呢？
看樣子是我金牛座的毛病又犯了。我這隻牛最怕的是無明確的方向可循，那會讓我陣日

飄飄然，彷彿踩不到土地，想想牛踩不著地的恐慌……。還記得有次老友們硬把我拖去台東旅行，說要教我「玩」和「放鬆」。現在這種飄飄然的感覺又出來了……看樣子，中年這門功課，要學、要修的還真多呢。

## 御風飛行

十月，一場秋雨展開了加州的雨季。有人說加州其實只有乾季和雨季之分。秋雨讓乾燥的大地，散發出濕潤的氣息。大地在雨水滋潤下，大地上乾枯的野花草開始冒出新綠了。我的心似乎也被騷動，隱隱蠢動著。

一轉眼，我來美國也半年了，雖然每天的日子都過得開心又豐富，但認真追究起來，這半年我到底學到了什麼呢？我的第二春又在哪裡呢？心情仍是茫然的。

十月二十日的週記上，我寫下了這半年的整理心得：

1.我發現自己從沒那麼想念過台灣。到底我想念的是什麼呢？還是過去的習性在拉著我？以前留學日本四年，似乎沒這樣的思念經驗呀。是因為距離更遠嗎？還是因為文化差異更大？

2.英文還不夠好，造成我對美國文化認識上的障礙，也才發現自己是個十分依賴文字語言的人。

3.美國太大了，就像安迪每次提醒我的：「你現在接觸到的只是加州，而不是美國。」那麼美國到底是個什麼樣的國家？我好像還在瞎子摸象，半年了，摸到的仍只是片段和局部。

4.我有輕微的文化衝擊，那種人和人之間因為所謂「尊重隱私權」而產生的距離感，實在讓我不太習慣。

5.在春風藥舖接觸到的中藥材，和從園藝英文課學到的園藝實作經驗，都深深觸動我內心的喜悅。我的第二春會和它們有關嗎？

把這些反反覆覆的心情寫在週記裡，可以幫助自己整理思緒，也可以跟台灣的老友們分享。隔一個禮拜，我偶然中讀到小野寫的一篇文章，裡面的幾句話深深敲醒了我：「我一定要讓自己學習順風，順風，輕輕的，讓自己愈飛愈高，愈飛愈遠，讓自己的心靈得到真正的自由和解放。因為過去的我，活得太沉重了。」

讀到這裡，不禁有些泫然欲泣。以前我老愛逆風飛行，愈是難的，愈是想去挑戰它，弄得自己好疲累。接下來的我，要御—風—飛—行！

## 結緣社區大學

十月下旬，眼看半年的觀光簽證就要到期，我得要認真考慮下一步了。到底要回台灣呢？還是繼續留在美國，尋找我的生涯第二春？

和安迪、小妹討論之後，決定申請美國的學校，再多留一些時候。可是我對學位不感興趣，社區大學因此脫穎而出。會選擇唸社大的原因還有：

1.學費較便宜：在美國，最貴的是私立大學，然後是加州大學（University of California，簡稱UC系統），例如加州大學柏克萊分校（UC Berkeley），聽說當地人一年也要獻上五、六千美元，外國學生更不用說了，少說兩三倍。接下來是加州州立大學（California State of California，CSU）；最便宜的便是社區大學（Community College），一學期最少要修十二學分，共得繳兩千三百三十美元（如果是當地人就更便宜了，一學分十一美元、外國生一學分一百七十五美元。難怪春風同事取笑我說：政府需要外國人的錢！）

2.修課較輕鬆：聽說最嚴格的是UC系統，尤其名列全國十大名校之一的加州大學柏克萊分校，再來是CSU系統。而社區大學主要目的是幫助低收入學生過渡到正式大學，開的課有很多是被四年制大學承認，因此有很多人前兩年先在社區大學修課，三四年級再轉往正式大學。我一來年紀大了，不想為學分拚命；二來並不打算要什麼文憑，輕鬆又符合興趣的學校當然就成了我的首選。

3.課程較實用：社區大學除了與四年制大學串連，還提供社會人士很多專業認證訓練，例如：護士、景觀設計等。

基於以上種種考量，我決定去上美麗特學院（Merritt College）的環境課程。沒想到，一查資料，發現春季班（一月至五月）的入學申請，必須在十一月一日之前提交出去，眼見只剩下兩個禮拜，錯過這個申請期限，就要等到夏季班六月去了，我可不想再虛耗半年，決定給它拚拚看！

在親友們的全力幫忙與配合下，真的趕在報名截止前三天將八份資料送出去了（包括申請書、畢業證書、推薦信、健康報告和財務證明等等）。不知是因為推薦信上兩位教授的力挺，或是真如春風同事們的調侃，政府需要外國人的錢，總之申請報名的第二天，我就收到了入學許可通知。

接下來又有個問題了：我要在加州辦學生簽證？還是回台灣去換呢？

聽說，如果在美國換證，唸書期間最好不要回去，因為美國簽證只適用在美國國內，一回去，就得重新辦簽證手續，通過機率相當低；如果回台灣申請，則要冒簽證不通過的風險。天啊，真難選擇啊！……掙扎了半天，決定回台灣賭一賭，也測測老天爺的旨意！

## 回國換簽證

十一月，我抱著「盡人事聽天命」的心情回到台北，第一要務就是去辦學生簽證。將所有需要的證件弄齊，帶著緊張的心情走進美國在台協會，終於要見公婆了。

以下是我和審核人員的對話：

「你有大學文憑嗎？」

「有。」

「哪一年？在哪裡？」

「一九九〇，在東京。」

「你知道你申請的社區大學文憑比大學低？」（果然被問了）

「我知道，我希望之後可以申請研究所。」（有人教我一定要這麼說）

「是嗎？你有家人親戚在美國嗎？」

「有，妹妹。」

「你的費用由誰付？」

「我自己。」

「財力證明讓我看看？」

「你要去幾年？」

「兩年。」

「一年要兩萬，兩年四萬，你的錢不夠！」

「啊……我我我可以省著用……其實我還有……」（結結巴巴，心想：完了！）

「那裡有未婚夫嗎？」

「沒有。」（如果有就好了！）

「好，我讓你過。」

「啊？？？噢！謝謝！」

以上內容都是那位老外先生用中文和我交談的！走出美國在台協會，我還是滿肚子疑惑，卻忍不住想要大聲歡呼：「我拿到學生簽證了！」

這下真的要回美國去當學生了！

# 重新當學生

以「留學生」身分重新踏入美國，既然不是專為「文憑」而來，何不選一些自己喜歡的課來聽聽。結果排出的課表，又是繪畫又是烹飪的，自己看了都覺得好笑。這像是來唸書的嗎？這裡會有我的第二春嗎？

## 新學期，新生活

年紀再大，要重新當學生，免不了得先來個「新生訓練」。我的學校美麗特社區大學和奧克蘭、柏克萊其他三家社區大學共有一個國際學生辦事處，專門處理留學生的問題。留學生的新生訓練理所當然由他們主辦。

那天早上八點集合，我卻記成九點，八點十分出門，九點到，平常約三十分鐘可以到的車程，在早上這尖峰時段竟開了五十分鐘！想到以後上學可能都得擠在這車潮裡，心情不禁有些浮躁！

到達時，第一階段活動剛結束，是個互相認識的團康活動，不禁慶幸無意間躲過了。接著是分三組，輪番聽三個主題的說明——學分、交通和簽證問題。校方先警告我們一定要選滿十二學分，否則一旦被查到，可能會影響下次的簽證或學校申請。

九一一恐怖攻擊事件之後，全美加強對留學生的追蹤，要求所有學校上網連線，隨時備查。因此，他們說以前不太容易被查到，現在不一樣了，不能掉以輕心！而且，在美國申請學生簽證，如果要回國，一定要到國際學生中心去登記，拿到中心的背書，才能回去。

再度慶幸那時的決定：回台改簽學生簽證。知道我回去拿到學生簽證的人，都很驚異我的幸運！看來我回去闖的那關，還真有些不易呢！

美國還真踐，來唸個書，限制這麼多！

新生訓練這天，四所社大留學生來了大約五十位，也許沒全部到齊。台灣人有三位：我以外，一位才二十二歲，台中人，她說我和她媽媽一樣大。另一位大約三十出頭，一直強調她是基督徒，「每個出來的人都有一個故事！」她說。她專修西畫，「因為繪畫不用考英文。」即使要完全從頭學起。看來也是個想重新開始人生的人。

最後是兩個警衛談「校園安全」：「上晚課的人，千萬不要一個人走到停車場，一定要結伴或打電話叫我們陪你走過去……」、「在圖書館，隨身攜帶的東西，絕不要離開自己的視線！千萬不要把東西留在桌子上，就算只是將書上架……」一連串的警告，我開始焦慮了，奇怪，這個國家不是教我們「人民有免於恐懼的權利」，怎麼如此危機四伏呀？看來以後要在這危機叢林中穿梭，得有些撇步才行！

## 大有學問的選課

學校十三日開學，但我得先通過英文能力測驗，和選課顧問談，才能確定我能選哪些課。我好不容易登記到十四日考試，十五日和顧問談。一學期至少十二學分，平均一個學分一小時，表示每星期我得上至少十二小時的課。

首先，要先確定以後是否要上四年制大學，如果要，得選大學承認的學分；如果是主修認證課程，例如：護士、木工、庭園設計等，得依不同的需求，選不一樣的課。好像很複雜，難怪要安排和選課顧問談。我並沒打算要文憑，決定先選幾堂有興趣、好玩的課來聽聽，最好附有實習、不要太辛苦。

測驗完英文能力，便馬上發表成績。我一看時間還早，便打電話去國際學生中心預約。選課顧問是位老太太，大概這陣子約談太多，神情顯得有些不耐煩。她先是問我：「要上四年制大學嗎？」我搖搖頭。又問：「要大學文憑嗎？」我試探地問：「如果要的話……」她拿出一本升學指南說：「那就得從這些基礎課修起。」我一看，大都是生物學、地理學等基礎學科。不，我一點也不想將時間花在這些學科上，文憑就算了吧！既然不繼續上大學、不拿文憑，那選課就百無禁忌了。於是她在電腦上，一一與我討論我事先選好的課表。

我是這麼選課的：先從四所社區大學所開的課程中，選出有興趣的，看時間是否衝堂，再統計學分。上回被警衛嚇到，小妹盛璟又說奧克蘭的黑人、華人多，龍蛇混雜，晚課於是刪到只剩一個，而且上課地點在較熱鬧的柏克萊。由於出門一趟得花上四、五十分鐘車程，課程不要太分散，最好集中在某一天裡。剩下時間，還得考慮到春風藥舖打工的時間。

於是，我的作息課表出來了！

| | 早上 | 下午 | 晚上 |
|---|---|---|---|
| 一 | （春風藥舖打工） | 植物畫 | |
| 二 | | 景觀園藝入門 | 環境主義的實踐 |
| 三 | （春風藥舖打工：IPF中藥材鑑定檔案） | | |
| 四 | （春風藥舖打工） | 美洲原住民和灣區環境 | |
| 五 | 烹飪藝術學英文 | （春風藥舖打工） | |
| 六 | | 美洲原住民和灣區環境（野外課） | |

至於為什麼要選這些課程，我的想法是：

- 植物畫（Botanical Drawing，2學分）：已好久沒拿畫筆了。能用畫來紀錄植物，一直是我的夢想呢。
- 景觀園藝入門（Introduction to Landscape Horticulture，3學分）：學什麼我並不太清楚，但因有好多景觀、環境課都規定要修這門才能選，為了以後選課方便，決定先將它修起來。從早上十點到下午四點，是本學期最重的一堂。
- 環境主義的實踐（Environmentalism in Action，1學分）：依課程說明大概是，環境主義之理論、實行、歷史和策略探討。這是我選的唯一晚課，課就開在柏克萊的生態中心。
- 美洲原住民和灣區環境（Native Americans and the Bay Area Environment，2學分）：是奧克蘭博物館（Oakland Museum）開的課，我很想知道美國和台灣的原住民在境遇上有什麼差別。
- 烹飪藝術學英文（ESL for Culinary Arts，4學分）：是專為要從事烹飪業的外國學生而開的英文課。四個小時的課，前半段練習各種餐具、食材英文，後半段實習各國料理。學校有個很大很專業的廚房，提供各種材料和道具。

哈，這個課表，又是繪畫又是烹飪的，自己看了都覺得好笑。這像是來唸書的嗎？

尤其是台灣老友如果聽到我選「烹飪藝術學英文」這堂課，怕會笑倒在地吧？因為我對烹飪一竅不通，只是每回去超級市場，看到擺滿架子的香料，就深受吸引，好奇它們要怎麼用啊？雖然這堂課主要是學烹飪英文，我卻期待能從中學到香料的奧祕。

這堂課共有十一位學生，越南人四位，一位男生本身就是廚師，一位是越南難民，和我年紀差不多，為了找工作專攻烹飪系；另兩位年紀很大，我看都已過六十了，想是為興趣來的。台灣人五位，除了我，其他都是移民，大部分是家庭主婦，其中一位是歐吉桑。古巴人一位，另一位不清楚是哪一國，但看長相及說話腔調，應是西班牙語系國家。年輕漂亮的女老師是伊朗人，從小就生活在美國。看來，這真是個「國際」烹飪教室呀！

第一堂，老師為了了解每個人的背景和英文程度，做了個問卷調查，例如：你喜歡哪些料理？你最常做的食物是什麼等等。接下來，老師拿了一些食材出來：青花菜、蔥、洋蔥、小黃瓜等蔬菜，五隻雞、一盤米，要我們分成三組，分別用這些食材做出飯、雞和湯。我這組負責主食，古巴媽媽自告奮勇當主廚，做出一盤古巴黃飯。另一組由越南廚師做出越南薑雞肉。越南阿媽則用雞骨熬出一碗雞湯。這就是我們的豐富中餐！

以後，每週五中午都是我打牙祭的美好時光了。

## 美國原住民

「美洲原住民和灣區環境」這堂課是學校和奧克蘭博物館合開的課，每週四下午兩點到五點，和週六一整天的野外課，連續四週密集上。第一天上課時，老師就很緊張地調查有沒有人還沒報名登記。原來今年因教育預算被砍了很多，凡是沒滿二十二位學生的課都會被取消。統計一算，原報名的有十四名，臨時來的有五名，老師動用朋友關係拉來三名，哈！剛好二十二名！鬆一口氣，課終於如期展開了。

下課前老師發給大家一張部落分布圖，因為下一堂課是週六野外課，行程從早上八點到下午五點，滿滿地排了三個地方——歐隆尼公園（Ohlone Park）、馬林郡美洲印地安博物館（Marin Museum of the American Indian）、雷斯岬國家海岸公園（Point Reyes National Seashore）。

由於要跑的路程不短，老師希望我們自己找共乘夥伴。我看到一位住得離我家比較近的同學史蓋（Skye），便主動前去自我介紹，約好週六早上七點半碰面。

沒想到那天我的鬧鐘慢了五分鐘，打電話時，史蓋等不及已經出發去第一站了！只好趕緊開車趕去與大家會合，因此第一站只聽到短短五分鐘。

柏克萊這一帶以前的印地安部落叫歐隆尼族（Ohlone），公園名就是取自它。老師帶著幾位都市原住民（urban natives）在一堵牆上畫上他們的歷史。第一站由認識歷史開始。歐隆尼族是北加州的原住民，自西元前五百年，就居住在舊金山和灣區一帶，相信小灰狼（coyote）是他們的祖先，以漁獵和採集植物維生，是印地安人中極少數以海洋為生的部落，主食是海鮮，吃後的貝殼喜歡堆於一處，久而久之，就形成了一座座的貝塚。

前往下一站時，我還是搭史蓋的便車。史蓋約四十出頭，整個行程只見他不停抽空打手機，好像很忙碌。他說他正在修戲劇課程，希望以後可以為學校寫些歷史劇本。同車還有一位年輕女孩莎拉，去年暑假曾參加幫印地安保留區蓋房子的計劃，但並未完全實現，她說最大的難題就是人與人之間的溝通。

和他們兩位聊起當地的原住民問題，聽起來和台灣差不多，最大不同好像只在：美國地大，因此可以在一些偏遠沙漠地帶成立「保留區」，將印地安人安置在裡面。問題是，年輕的印地安人可不想乖乖就範，直想往外跑。此外，建築師想幫原住民設計傳統式房舍，但他們不一定領情。

閒聊中發現莎拉因身體不好接觸到中醫，從此對中藥材非常感興趣，並試圖找出它們與北美原生植物的關係。她同時在研究並推廣「自然屋」（Natural Building），也就是利用當地素材，例如：稻草、泥巴等來當建築材料，盡量少用水泥。看來也是個怪才。

第二站是印地安博物館。老師請駐館印地安解說員介紹他們早期生活與大自然的關係，例如：柳樹既可以當箭頭，還可以治頭痛、搭房架等，接著帶領大家參觀館內的陳列物，愈是參觀我愈是感覺印地安人的文化幾乎是走進博物館了，忍不住想起台灣原住民，會不會也走上這一步？

吃過中餐，匆匆再趕到第三站國家海岸公園，這裡有個山谷，早期住的是庫爾・洛克洛族（Kule Loklo Mewuk）的印地安族群，先經西班牙人的統治，再由美國人經手，因此傳統文化幾乎消弭殆盡。

如今，美國政府將以前原住民居住的山谷保留下來，並復原搭建了幾間傳統建築，雇聘幾位印地安人當解說員。由於沒有人真實生活其間，這些建築就像是沒生命的樣品展示。我們造訪那天本來有個印地安人慶典，全加州印地安部落都會來，有吃有喝有跳舞。但因主辦的印地安長老去世，慶典臨時被取消。

一天下來，要消化的知識還不少！

## 加州印地安人組織

第二次的室內課請來一位印地安籍老師來講印地安人的組織現況。林林總總的，她列了三十多個組織，有編織、藝術、戲劇、傳播、舞蹈等，大部分以文化為主要訴求。初步接觸的感覺，和台灣最大的不同是，這些組織並不太強調他們所屬的族群，雖然印地安人在加州的族群少說也有十來個，而在統計表內，也沒看到為原住民權益或土地為訴求的組織。

週六又是一整天的野外課，第一站到柏克萊植物園認識原生植物與原住民食衣住行的關係（我這才知道印地安人是以橡樹子為主食）。接著，參訪以出版原住民書籍為主的海黛出版社（Heyday），《加州原住民新聞季刊》（*News from Native California*）主編親自為大家講解。海黛是一個小型出版社，包括行銷、會計等共十二位，而編輯只有三位。除了出版原住民書籍以外，還出版一些移民史，例如：中國、日本等。

出版社坐落在柏克萊市區內，空間不大，牆上掛著幾幅印地安老照片，有種熟悉的溫馨感覺。架上展示的出版品，看起來設計得很精緻。季刊約發行兩千份，稿酬很低且不付交通費，因此得由社內工作人員自己去採訪，或找想朝報導文學發展的學生和新人來寫。主編為此還開了些相關課程，好發掘有興趣的人。聽起來其實是慘淡經營，但主編說起工作卻顯得神采奕奕，十分驕傲與滿足。

中餐時，莎拉邀我去她的卡車一起吃三明治，卡車一打開，竟鋪著一張彈簧床！她說她以車為家，到處跑，居無定所。

接下來的三個小時，是在奧克蘭博物館裡，由專人講解館內保存的印地安人歷史文物。裡面有些文物連老師都不清楚是做什麼的。我懷疑是不是印地安文化消失或被同化的速度太快，以致來不及做好田野調查紀錄？美國早期曾強迫印地安小孩住進寄宿學校，全面學習西方語言與文化，並規定不准與家人連絡，是不是因此造成文化與語言的快速消失？印地安文化和美國文化之間的恩怨情仇，好像不是我一個外國人，只透過幾堂課就能了解的。

## 消失殆盡的貝塚

上回匆忙聽到的印地安貝塚，終於有機會一見其真面目，心裡不免有所期待。結果一到現場，只看到比台灣大上好幾倍的宜家（IKEA）大賣場和好幾家連鎖商店，聽印地安解說員講解才知，原來它們就蓋在「貝塚」上，什麼也沒有保留，甚至連個樣本都沒有！

聽說當年挖出來的除了貝殼以外，還有幾具屍體，都被收藏在柏克萊大學裡。如今，我們只能站在宜家賣場的停車場前憑弔與想像。印地安解說員強調：因為貝塚出土面積實在太大片，這裡絕不只是當年的貝殼堆集地，應該也是他們舉行生活儀式和喪禮的場所。

至於為什麼挖掘出的古物反而是被收藏在大學裡，因為有些印地安人得不到國家承認，無法取得補助和合法立場。我的老師就是一例，她說她的先生雖是印地安人，但因印地安人是母系社會，因此她的女兒並不被承認是印地安人。無法有合法立場也就失去爭取的權利，當生活在貝塚上的印地安人要求柏克萊大學歸還貝塚出土物，校方便以他們並無合法資格而回絕。

當老師聽我說台灣有十族共四十三萬人原住民時，嚇一大跳！「這麼多！」美國國土面積是台灣的兩百多倍，可是原住民最大一族人數不過和台灣最大族阿美族差不多。言談間，老師不斷感慨美國對印地安人的漠視！

## 歷史立體感

「美洲原住民和灣區的環境」的最後一堂野外課，要去佛利蒙（Fremont）參觀印地安人曾被西班牙統治的歷史遺址。老師建議我們改走184號公路，一路上可以看到各種不同的鄉鎮風貌。我和史蓋共乘，照著老師指示走。週六一大早人不多，史蓋用二十哩的速度遊街，一邊對我解說著：「這一區明顯的治安不會太好，你看，門窗都裝上鐵窗（這在加州可真是少見）。」但才隔一條街，我們卻駛進一派安和的社區，整齊的庭院，明亮的空間。「這是五〇年代風建築……哈！那是六〇年代公園雕刻……」史蓋興奮地指給我看。

一路上，史蓋興致昂昂地分析、比較著，坐一旁的我專心聽著，本來看起來都很像的建築街道，加上史蓋解說的歷史年代背景，全部立體起來了。我突然懂了，我會覺得加州景物看起來都很像、很無趣，就是因為我對這裡的城鎮認識不夠呀。

史蓋送我回家時，還不忘分析了一下我住的社區：「這是典型的郊區社區，看！樹這麼多，還有社區游泳池，每棟建築蓋得都很像……」

上了一學期的印地安原住民課，至此，美國歷史文化才開始具體成型出來。

## 環保與實踐

妹夫安迪寫了一本中醫藥方的書，打算出版。我好事地問：「要不要試試在台灣印？」於是幫他與印刷廠聯絡，並取得估價。幾乎已要拍案決定在台灣印刷時，安迪突然問起：「油墨是黃豆製的嗎？」黃豆油墨可分解，不含鉛等重金屬，在美國幾乎已全面改成黃豆油墨。「紙張是可回收的嗎？是回收紙作成的嗎？是無酸紙（Acid-free，聽說可保持較長久）嗎？」天哪！我在出版社混這麼久，從來沒想過這些問題，我在意的只是：紙質夠不夠好？印刷效果好不好？字會不會透過去等等。

本著好學精神，我一一請教印刷廠，結果得到的回答是：「台灣黃豆油墨還不盛行，因此成本很高，平均每本會高上五元。如果要的話，還得提前兩個月前預定。」而印刷廠建議的米白微塗紙可回收，但不是用回收紙製成的；是中性紙不是無酸紙。

安迪打算印一萬本，那表示會用掉很多樹，在兩相比較之下，環保終於戰勝預算！他決定用較貴的黃豆油墨和回收紙！

我真是學到珍貴的一課！

## 美國人民的威力

這學期唯一一堂晚課「環境主義的實踐」，就是教人怎麼組織團體、如何展開行動來保護生態大環境。

兩位任課老師都是生態團體的老將——一位女老師，長期進行水資源保護；一位男老師，原是為了反核，後來發現核廢料掩埋場往往是印地安人保留區，進而擴大對原住民文化的關懷。

第一堂課由女老師教大家如何訴諸媒體、如何寫媒體文章；第二堂由男老師談他反核的經驗。這些議題台灣也有人在呼籲和推動，但我覺得最大的不同是，他們投入時間都很長，女老師已投入二十五年，至今仍在努力中。男老師的反核過程很精采，以前從沒有人知道到底工廠製造多少廢棄物，他強調：「面對政府的暗地作業，群眾一定要『在場！』（Be there!）。」因為參與者長久的「在場」，終於逼得政府通過法案：「政府必須每年公告工廠廢棄物量。」此一階段的奮鬥因此畫下成功句點。接下來，他們除了密切監視政府作業之外，重建印地安文化成了他下一個努力的重心。

除了反核這個案例，老師也舉了「蝴蝶保護」例子，在在教我見識到美國社會運動往往以要求政府立法或訴諸法律為有效手段。

保護蝴蝶這個案例是，有座山屬於一家木材廠，廠主認為在自己山頭砍樹是天經地義的事，但因為砍的樹木實在太多，已經迫害到蝴蝶的生存空間，造成蝴蝶數量愈來愈少，生態團體看不過去便起而控告木材廠：「妨礙蝴蝶生存權！」

最不可思議的是，生態團體居然勝訴！在台灣可能發生這種事嗎？

還有一次，老師帶我們去舊金山的基金會資訊中心（Foundation Center）參訪。負責導覽講解者自稱是專業募款者（fund raiser）。據我所知，在台灣社服團體最頭疼的就是募錢，居然還有人以募款為專業！他分析錢的來源，主要來自個人的捐款，占了百分之七八十，並特別強調：不要太過依賴政府！這勾起我在文建會副主委辦公室擔任機要祕書時，曾參與社區營造政策與預算，那時就特別感覺到許多地方團體，太依賴政府的補助了。

做完簡介後，他再帶我們參觀整個中心設備。當他秀出社會團體的資料時，真叫我咋舌，隨便一個議題，都可以叫出幾千個團體來！這個中心還不斷開課來訓練人們如何組織、操作和募款。兩個小時下來，我強烈感覺到美國民間的威力！

我想，當各國政府都一樣腐敗時，人民的自覺和行動力就是決勝的關鍵！

## 茱蒂・巴瑞紀念日

「環境主義的實踐」最後一次戶外教學，老師要大家在柏克萊生態中心集合，一起到里奇蒙（Richmond）採訪一位社會運動者。沒想到主角始終沒出現。有人於是提議去參加茱蒂・巴瑞（Judi Bari）的追思活動。我在車上問起老師，才知道她轟轟烈烈的事蹟，例如：成立「地球第一」（Earthfirst）組織，呼籲保育被砍伐得只剩下百分之四的珍貴紅木

（redwood）；又結合勞工組織，發動無暴力抗爭，為那些被伐木廠剝削的勞工請命，從此也成了木材商人和右翼份子的眼中釘。

一九九〇年五月二十四日，茱蒂開車正要去參加一項會議，路過奧克蘭時，車子突然爆炸！她和另一位同伴身受重傷。事情發生不到三分鐘，美國聯邦調查局（FBI）竟然出現了，還有奧克蘭警察。由於這些人民保母從沒這麼有效率，引起有心人士的懷疑。事後還沒經過詳細的調查，奧克蘭警察很快就宣布炸藥是茱蒂自己放在位子底下的，茱蒂當然不會就此屈服，反而以公民權（civil right）為訴求，轉而控告聯邦調查局和奧克蘭警方。一九九七年三月，四十七歲的茱蒂卻因為乳癌和舊傷復發病逝。

茱蒂過世後，官司仍在纏訟中。就在茱蒂過世五年後，二〇〇二年七月終於獲判勝訴，她和她的同伴獲得四百五十萬美金的賠償！她的組織馬上宣告五月二十四爆炸日為茱蒂．巴瑞日（Judi Bari Day）！

我們是誤打誤撞碰上第一屆盛會——追思活動，就在爆炸地點舉行。來的人並不多，約十來位，大概都是當年的工作夥伴，其中兩位拉著布條抗議，友人陸續上台發表演說。路過的車子，有人按喇叭表示鼓勵，有人伸出頭來大喊：「Fuck！FBI！」

我有些納悶：為什麼追思活動這麼小家子氣？老師說畢竟事過多年了，當時可是鬧得沸沸揚揚的大新聞呢！

我一邊聽著演講，一邊環視來參加的人，看起來都有些嬉皮打扮，很隨意、綁著長頭髮、蓄著鬍子。突然一個念頭湧上：美國嬉皮原來沒死，而是化成了無數社會運動者，持續和政府抗衡（網頁資訊請參閱【附錄】）。

## 暑假計劃

想想我這個老當不太益壯的學生，記憶力衰退，最擔心選到不得不「背」的理論課，所以一考完最多專有名詞的「園藝景觀入門」，總算鬆了一口氣。再一週，春季班就要結束，學校早寄來通知，要我們早早登記夏季（暑期班）和秋季班課程。如果人數不足，課可能會被取消，每位老師都再三叮嚀：早點去登記！有的老師還自行印宣傳單，要我們幫忙張貼。暑假我是決定要休息的。至於秋季班，我得先整理一下這學期的感想，再決定接下來要怎麼做。

■景觀園藝入門：內容多是以前生物學、植物學曾學過的，不同的只是中文換成英文，背了一些專有名詞，但很快就忘了，學起來真是索然無味。

■烹飪藝術學英文：學了一些食譜專用語，煮過法國、泰國、日本、墨西哥等國際食物，對各國食材較有概念了，同時體會出食物真的和文化有很深的關係。在台灣我是出名的「好嘴道」——什麼都吃，不挑。但到了這裡，卻常會覺得這個好吃、那個不合口味，味覺突然敏感起來了?!連我對自己的改變，都很納悶。

■植物畫：一堂課四個小時，幾乎不用講上一句話，只要盯著植物瞧，分析它的結構……對我是一種休息！老師對我的畫，好像也滿肯定的。

■美洲原住民和灣區環境：是我最喜歡的課，密集四週上完。老師和同學都很友善，讓我無壓力下勤於發言。接觸印地安文化後，才感覺到美國較深沈的歷史文化。

■環境主義的實踐：內容有些難。因這裡的社會運動常訴諸法律，連蝴蝶都可以訴諸「蝴蝶生存權」，對法律毫無概念的我，一碰到法律條規，那真的是有聽沒有懂！但從這堂課，我特別感覺到美國民間的強大力量。

總結起來，我喜歡的、覺得有收穫的，都是讓我開眼界、新鮮的課。其中，景觀園藝入門的實習課，更讓我感覺踏實，我想秋季班課程「植物」仍會是我的主要選擇。

確定了秋季班選課方向，我卻得了「暑假計劃焦慮症」。聽說要金牛座閒下來，簡直是要他的命。為了讓金牛座安心，我立了個暑假目標：「當雪琴家的園丁。」

## 我的精神導師——雪琴

雪琴原來在台灣報社工作。三十五歲那年，正準備隨先生移民來美國時，竟因感冒誤吃藥物而失明。在台灣醫療了四年，毫無辦法，「那四年是我的黑暗期！」她說：「盲人在台灣那種環境，只能坐以待斃！」

於是她下定決心來美國，一切從頭學起，經過訓練之後，她現在已取得盲人教師資格，藉著一隻導盲犬土司（Toast），不論是搭地鐵、巴士等大眾運輸工具上下班全無問題。工作之餘還去學交際舞，甚至雄心萬丈地要去參加比賽。

雖經失明、離婚等重大變故，雪琴仍是開朗進取的。她也鼓勵我，這次來美國就當是重新開始，有這樣的機會也很不錯。我說：「失明後，你也等於是全部重新來過！」她說：「是啊！但我是被迫的。」

對啊，就當來美是一次重新活過的機會吧！雪琴給我很大的啟示！

我遇到雪琴時，她四十九歲了，一轉眼來美十年。其實她也想回台灣，但是，她說：「台灣的環境對盲人實在太不友善了！」

每次想起雪琴的經歷，就覺得自己的苦實在算不了什麼。

雪琴搬往柏克萊北方溫暖的鄰鎮後，新家有個後園，荒廢了十五年，我打算在她那裡實驗「千層派花園」（Lasagna Gardening for Small Spaces）。這是從一本書裡面看到的——先用報紙密不通風地鋪在地上，打溼，阻止野草生長。接著，上面鋪上堆肥和碎枝葉等地覆物約二十公分，就可以栽植了。

還好雪琴對我要求不多，我可以一邊學一邊做。

每回做園藝時，心中總有種踏實感。啊，我正在用園藝「治療」我的焦慮症呢。

## 我的狗朋友——土司

雪琴的導盲犬土司，是隻母狗，已十一歲，相當人類七十七歲，體型比一般導盲犬小，是拉不拉多。雪琴說，這是為配合她的體型特別挑選的。聽說土司年輕時，非常好動，常拖著雪琴跑，很難駕控。「現在牠老了，穩重多了，是情況最好的時候，我捨不得放。」

有一回雪琴要參加台灣的國際盲人「職種開發」研討會，我於是搬進她家，當了三個禮拜的狗保母。

雪琴在時，土司一定隨時跟在身旁，幫她、聽她的指示。我帶土司散步時，卻發現牠已不會跑了，而且不會叫，就算尿急，牠頂多在我房門前用爪子抓門。看著她，有時覺得導盲犬的一生實在太沒自我、太壓抑了！牠好像忘了如何當一隻狗了。後來說給雪琴聽，她有些恍然大悟：「大概就是因為牠太不像狗，其他狗總是看牠不順眼，老對著牠吠。」

當狗保母這段期間，我每天早晚各餵牠一次。由於牠開始有尿失禁毛病，醫生要我限量供應水，還要觀察尿量。生活裡突然多了一個要你照顧的生命，我下班或下課後，心裡總牽掛著還有一個「人」嗷嗷待哺，哪兒也不敢去，一定盡早趕回去。先餵牠晚餐，飯後還要幫牠擦擦嘴，然後帶牠去散步，讓牠解放解放。晚上臨睡前，得用溼紙巾幫牠擦耳朵和身體。

為了照顧土司，我也努力觀察牠的肢體語言，例如你吃東西時，牠會在一旁用很無辜的眼神和表情看著你，企圖搏取同情，好分牠一杯羹。每次我都敵不過牠那帶點悲傷的表情，總是很沒有原則地剝一小塊麵包給牠，把雪琴出門前特別強調「土司是發胖體質」的提醒丟在一旁……

此外，土司很喜歡出去散步。如果我在家，牠總會走到我身邊用嘴頂我。剛開始還搞不清楚牠的意圖，後來知道不是要吃，就是要出門。只要拿起狗鍊，牠就高興地繞著你跑，有幾次還高興得滑倒，連牠主人應該都不知道牠很喜歡散步吧，我想，或許是跟著我走，牠就不用扛起導盲責任吧！雪琴家位於半山腰，環境不錯，我每次都走不同的路，任土司要走、要停、要跑，隨牠高興。一路上，牠總是東聞聞西嗅嗅的，高興就撒一泡尿，中意的就施以黃金，找到任何可以吃的東西，決不放過，一路上不知吞進多少「垃圾食物」。

可愛的土司已經在二〇〇六年上天堂了。

## 野化都市

對年近五十的歐巴桑來說，當個全職學生，一學期得修滿十二學分，每天就在上課和春風藥舖打工之間奔跑，還真有點累呢！

決定暑假不選課，金牛座閒不下來又不想太累，乾脆好好聽它幾場演講，畢竟第二春是不會從天而降。

為了收集更多有關環境資訊，我繳了年費二十美元，成了柏克萊生態中心會員，不但買書可享優惠，還會定期收到有關環境議題的活動消息。

其中有兩場演講讓我印象特別深刻。一場是「野化都市」（Urban Wilds），談「都市如何被野化？」，主講人是位年輕女孩，寫了一本《野化都市——園丁們為土地和正義奮鬥的故事》（*Urban Wilds: gardener's stories of the struggle for land and justice*），報導美國各地的園丁如何在寸土寸金的大都會中努力綠化的故事。

說是演講，倒更像是小型的新書發表會。小小場地來了二、三十位聽眾。主講人用幻燈片解說採訪過程，例如：奧克蘭有位園丁將行道樹改種成果樹，幾年後，社區變成街坊鄰居聚集、活動的中心，當時一起合作的景觀設計師跟作者說：「當我還是學生，我學到的大原則是：不要在公共場所，包括人行道，種有用的樹。那時滿心疑惑，現在我懂了，因為樹提供的免費食物會讓大家愈來愈少去超級市場，同時，也會成為左鄰右舍聚集的地方，但這些內聚的力量正是都市計劃者最不希望發生的，他們只希望保持人民的都市馴化。所以請大家要努力成為社區力量的一部分，在公共場所種果樹，十年後，當果樹結果時，它將成為社區生活的中心……」

書中還有一個例子是，有個城市因為地勢低漥，常常大雨一來，街道便積水成河。設計師便設計出一個「雨水收集計劃」：劃開停車場的柏油鋪面，挖出一道低窪地，種上五十棵樹，造成「蓄水溼地」。幾年後，這些樹長成約七公尺高，吸收了所有溢流的雨水，從此解決了街道遇水則災的窘境。

這本書中有張圖，描繪的是都市街區的園藝空間，很有意思，例如屋頂花園、窗台花圃、中水回收系統（gray water system，收集、處理洗澡水等中水，以提供澆花草之用水）、蚯蚓箱咖啡桌（就是所謂的蚯蚓堆肥，嗯，放在客廳喔？恐怕得要有些勇氣）、牆上攀爬植物（立體栽植，可以在有限面積內種植）、路邊盆栽、太陽能發電……。真是想盡辦法在都市極有限的空間裡，種上各種蔬果。另一張則是有關社區花園的構想——恢復低價值土地、在工業區種樹林、收集街道排水、苗圃、花園、行道果樹等。

聽著聽著，我突然開竅了！「野化都市」就是將大自然帶進都市空間裡，讓水泥森林染上一抹綠。我不禁想起台灣好幾年前常聽聞所謂的社區總體營造，在這些運動中，可曾有人用「garden」來做社區？英文的garden不單單是花園，更有「菜圃」、「果園」等各種涵義。換言之，只要有心、有行動力，都市不盡然一定是水泥叢林啊！

## 養蚯蚓，做堆肥

另一場印象深刻的是「堆肥製作」演講，而且是用蚯蚓來製作堆肥。講師是一位黑人歐吉桑。上課前，他先拿出一盒完熟的蚯蚓堆肥，展示給大家看，還要大家聞一聞。嗯，一點也沒腐臭的味道，還帶有一股香味呢！聽完演講後，我覺得好像並不難，不禁躍躍欲試，回家後便決定在陽台角落，開始養蚯蚓、做堆肥。

我買了個有蓋儲物塑膠盒，在盒上方打洞以保持盒內通風（如圖示）。將黑白印刷的報

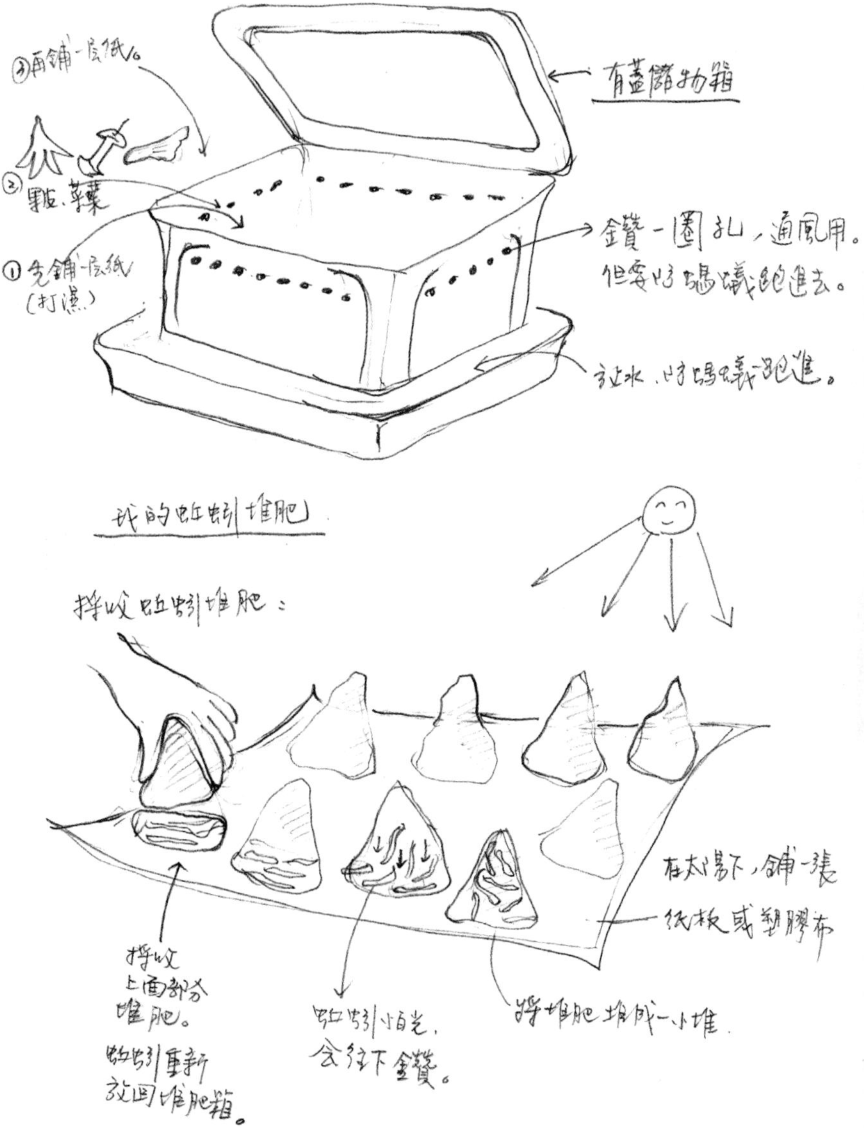
③再鋪一層紙。
②果皮、菜葉
①先鋪一層紙
（打濕）
有蓋儲物箱
鑽一圈孔，通風用。
但要防螞蟻跑進去。
放水，防螞蟻跑進。
我的蚯蚓堆肥
採收蚯蚓堆肥：
在太陽下，鋪一張
紙板或塑膠布
採收
上面部分
堆肥。
蚯蚓重新
放回堆肥箱。
蚯蚓怕光，
会往下鑽。
將堆肥堆成一小堆。

紙（這裡報紙用的是可分解的黃豆油墨，台灣用的含鉛油墨就不行了吧！）撕成條狀，浸水打溼，鋪在盒底，然後倒進蔬菜果皮等不含油脂的廚餘。跟鄰居凱倫要了些蚯蚓，丟進去，上面再蓋厚厚一層報紙條，就大功告成了。由於廚餘製造出來的是氮肥，報紙分解出來的是碳素，這兩種元素如果達到平衡，就不會有腐臭味了。

接下來，我每天將收集來的果菜廚餘倒進去，並隨手鋪上報紙條，順便觀察一下蚯蚓工作狀況。第四天，發現果蠅飛來了，這表示廚餘發生腐臭，氮肥過多，才會招來果蠅。趕緊在上面多放一些報紙條。希望兩者能達到平衡。

一週後，發現螞蟻跑來了。螞蟻會吃蚯蚓，可不能讓牠們侵入。螞蟻怕濕，有螞蟻來，表示堆肥可能太乾。我先將整個箱子倒出來清趕螞蟻，並在箱子底下墊了一個水盤，防止螞蟻再侵入。

看我這麼費心照顧蚯蚓，我妹笑我說：「你好像在養寵物。」把蚯蚓當寵物，也無不可啊！就這樣，一刻不得閒的金牛座，擬好了秋季班的選課原則，也利用暑假聽了醞釀第二春的演講養分，大大開了眼界，甚至還實際做起堆肥……這個夏天，我過得還真充實呢！

# 樸門農藝

接觸眾多環境課程裡，秋季班選的樸門農藝這門課，喚起我沈睡好久的夢。

從小，我就喜歡植物，還記得我的抽屜裡永遠塞滿枯葉、種子、發芽馬鈴薯和植物標本等，生物課永遠是我最拿手的科目。怎知大學聯考完，卻因分數分發到醫學院的藥學系，從此遠離農業的路。

現在，再讓我有一次選擇的機會，當年那個未圓的夢就從壓在心底裡的角落很自然地冒出頭來。

沒錯！碰上樸門農藝，我馬上知道：就是它，我的第二春！

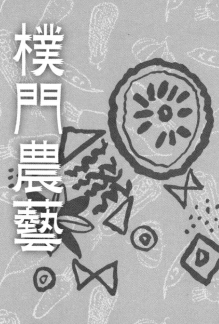

## 園藝與生態

在公視工作的老友阿孫，傳來王小棣導演為公視新拍《赴宴》影集的消息，忠實觀眾老友明玲則出了個考題問我：「《赴宴》裡講高山農業、生態保育、園藝，你能不能講出這三者的衝突？」咦？有衝突嗎？園藝不就是種種花草，和生態、農業會有什麼衝突呀？我好想知道王小棣怎麼處理這個問題。湊巧的是，本學期選了一門「樸門農藝」（Permaculture），這堂課似乎就在回答這個問題。

第一堂課，老師克里斯多夫（Christopher）就發下一張問卷，考考大家對自己住的地區到底了解多少：

**你住的地方——**

①追蹤你家飲水的來源。
②多少天一次滿月？
③你所處的土壤是哪一種？
④去年總降雨量多少？

⑤前一次地域性大火是什麼時候？（在加州夏天非常乾燥，常有森林大火，如在台灣可能得問的是大水吧？）
⑥你住的地區，之前的主要文化及其生存方式是什麼？
⑦列舉五種可食用的原生植物，其食用部位及其生長季節。
⑧冬季大雨通常從哪個方向進入你住的地區？（加州冬季是雨季）
⑨你的垃圾往哪裡去？
⑩你住的地方，植物生長季節有多長？
⑪哪一天的白天是全年最短的？
⑫什麼季節是鹿的發情期？生育期？（鹿在加州很常見，而且常威脅農作物）
⑬列舉五種草的名字，它們是原生植物嗎？
⑭列舉五種留鳥和五種候鳥。
⑮敘述一下你住的地方的開發史。
⑯什麼是你住的地方最主要的環境影響因子？（風、雨、雪等）
⑰有哪些生物瀕臨絕種？
⑱什麼是你住的地方最主要的植物群相？
⑲從你現在的位置指出北方。
⑳最早在春天綻放的野花是什麼花？

除了鹿和大火很加州以外，大概都能套用在台灣吧！我果然一測就漏底了，這才知道自己對台灣環境認識是這麼的有限！

以前認為種花草本身就是綠化，那理所當然也就是保育生態嘍！根本不是這樣，種花種草之前，得要對環境有全面的認識，否則你可能不自覺地在做破壞生態的事，舉個常見的例子：一大片整齊的英國式草坪，需要大量的水來維護，就不太適合加州這種乾旱、缺水的地區。

哎呀呀，第一堂就來個當頭棒喝！讓我同時想到雪琴的花園，雖然號稱要幫她設計，可是我甚至對它的方位都不清楚呢！

## 樸門啓蒙師——克里斯多夫

克里斯多夫是我樸門農藝的啟蒙、指導老師，三十歲出頭，魔羯座，自稱是工作狂。他年紀雖輕，卻擁有十二年園藝農事的經驗。看得出來是很實際的人，他的花園裡從不種純觀賞的植物，不是原生種，就是食用植物，再不就是藥用；如果有花，哈！可不是為了給你看的，那是為了招來蝴蝶、鳥和昆蟲。

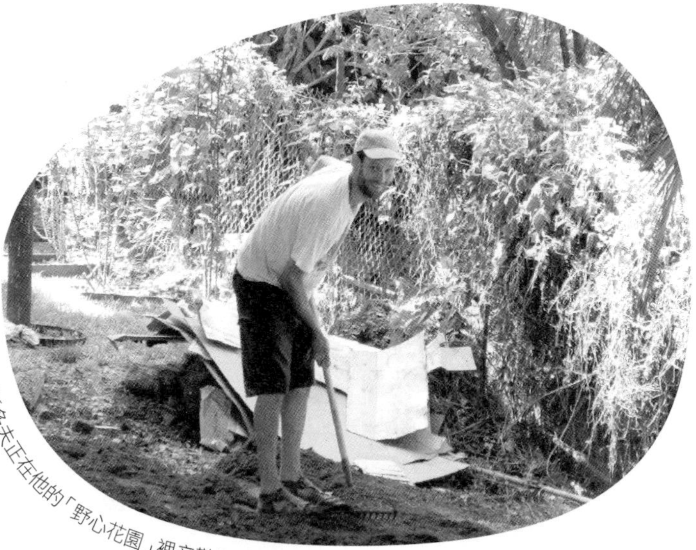

克里斯多夫正在他的「野心花園」裡辛勤工作。

克里斯多夫和二十五歲的西班牙裔女朋友克莉絲蒂娜（Kristina），同居在一起。克莉絲蒂娜一心想結婚生子，克里斯多夫卻遲遲不敢跳入婚姻生活。或許因為父母從小離異，讓他對婚姻有不信任感；再者，有小孩後生活就會產生極大變化，而他還沒準備好，「我姐姐就是活生生的例子。反正女朋友還年輕……」他笑著說。

克里斯多夫對樸門農藝十分著迷，而且身體力行，他在自家庭院做人糞堆肥、蚯蚓堆肥、中水回收、鋪地覆物、養雞、養鴨等，熱鬧得很。至於他的工作呢，那真是五花八門：幫人設計樸門花園；每週二去農夫市場擺攤子，賣他自己採子來種的原生植物盆栽；教課傳授樸門農藝和苗圃管理等等。另外，他也是積極的環保人士，每年一定參加國際無消費日、抗議WTO等活動。最重要的是，這些年他致力於種子保存（seed saving），和朋友成立「都市樸門」組織（Urban Permaculture）和「灣區種子交換庫」（Bay Area Seed Interchange Library，BASIL）、「在城市各處協助推展樸門農藝」（Supporting Permaculture Agriculture in Cities Everywhere，SPACE），最近正將他家和左右鄰居的後院打通，規劃成樸門花園，籌備「奧克蘭樸門農藝學會」（Oakland Permaculture Institute），儼然已成了加州灣區樸門農藝的代表。

## 什麼是樸門農藝？

接觸眾多環境課程裡，秋季班選的樸門農藝這門課，喚起我沈睡好久的夢。

從小，我就喜歡植物，還記得我的抽屜裡永遠塞滿枯葉、種子、發芽馬鈴薯和植物標本等，生物課永遠是我最拿手的科目。怎知大學聯考完，卻因分數分發到醫學院的藥學系，從此遠離農業的路。

現在，再讓我有一次選擇的機會，當年那個未圓的夢就從壓在心底裡的角落很自然地冒出頭來。

沒錯！碰上樸門農藝，我馬上知道：就是它，我的第二春！

樸門農藝最早是由澳洲比爾・墨利森（Bill Mollison）和大衛・洪葛蘭（David Holmgren）於一九七四年所共同提出的一種生態設計方法。

其主要精神就是發掘大自然的運作模式，再模仿其模式來設計庭園、生活，以尋求並建構人類和自然環境的平衡點，它可以是科學、農業，也可以是一種生活哲學和藝術。建築師、社區規劃師、農夫、經濟學者、社會科學家，甚至學生、家居者或園丁等都可以循它的精神和設計原則，各取所需。

樸門農藝的核心精神包含三大生態倫理：一是照顧地球，二要照顧人民，三是運用日常剩餘的時間、金錢和物資來達成上述兩項目的。

大衛・洪葛蘭更進一步為樸門農藝訂出十二項原則：

①觀察與互動。

②收集並儲存能源。
③生產與收穫。
④運用自治和接受回饋。
⑤使用並珍惜再生資源與服務。
⑥零廢棄。
⑦從設計模式到細節規劃。
⑧結合而非隔離。
⑨使用小而慢的解決方法。
⑩運用並尊重多元性。
⑪使用邊界生態及尊重野地。
⑫靈活運用並回應變化。

## 樸門魅力，無所不在

即使如此，我對於樸門農藝要如何落實生活面，還是有著疑惑，我上網查原文，想知道台灣有沒有人在討論或正在做。結果找到幾篇文章，才知Permaculture就是永恆的（Permanent）和農業（Agriculture）的結合字，也就是大家耳熟能詳的「永續農業」（墨利森的《*The Introduction of Pemaculture*》中文版即翻譯成《永續栽培入門》）。可是我覺得「永續」這詞已被用浮濫了，突顯不出它的獨特。有人則稱它為「永續莊園」，但農莊指的又是很大的空間，而Permaculture其實可以用在都會、自家陽台、屋頂花園等小空間裡。加上中文的譯名「農業」，會被局限在「農村、農家或農作物」上，實際上它的層面廣泛多了，除了農業，還包括：自然屋、能源、都市規劃、生質柴油等議題。

回台灣後，在讀書會幾次熱烈討論與腦力激盪後，決意取最接近原文發音的「樸門」，「樸」代表大自然的簡樸精神，誠如墨利森所說：「雖說現今世界所面臨的問題愈來愈複雜，令人尷尬的是，解決方法卻得回到最簡單的。」而「門」指的則是「方法」和「門派」。加上「農」「藝」兩字，是要突顯樸門不只用在農業，更用在生活藝術上。

拿我在美國上課的內容來說，克里斯多夫是從園藝方面著手，他請來的其他講師關心的講題還包括：種子採收、菇類栽培、原生植物、太陽能、東灣地質歷史，還有結合環境心理學、心理學與生態學的「生態心理學」（ecopsychology），探討植物與人類之間互相依存的關係；而中水回收則研究如何回收除了馬桶水之外，洗碗、洗菜、洗衣、洗澡等所有家庭使用過的水，然後再利用在庭園灌溉上……內容簡直包山包海！

如果再加上自然屋的領域，範圍就更廣了，包括：社區共同生活、竹建築、綠屋頂（讓植物長滿屋頂，以隔絕熱）。

有次克里斯多夫還請來一位藝術家，他專門用瓦楞紙做各種樸門農藝的設計，例如：房子、社區公告欄、社區椅子等，讓整個空間顯得十分有趣。還有一位來賓是專門採訪記錄全國，甚至全世界的自然屋建築，將其編成書或錄影帶，到處演講推廣。在樸門農藝這領域裡，各行各業好像都可以找到使力的地方。我想，這就是樸門農藝的魅力所在。

## 我的最佳拍檔——史考特

為了省能源，樸門農藝課老師積極推動共乘制，我因此認識了住同一方向的同學史考特。後來發現他也選修了園藝治療師的認證課程，共乘的機會就更多了。

史考特很年輕，大約三十歲出頭，年少時非常愛喝酒跳舞，也吸過毒，後來覺悟到逐漸被喜好左右，為了想自我掌控而痛定思痛，把這些習性完全戒掉了。他原先在父親開設的傢俱行每週工作三天，由於不能忍受每天幾乎相同模式的工作，決定轉行到園藝，又因為喜歡小孩，決定取得園藝治療師資格，並將焦點放在校園菜圃上。他喜歡爬山，更愛越野腳踏車，還曾遠征洛杉磯參加越野腳踏車比賽，得到分組的第六名。他說之前女友是台灣人，大概是這原因，和他還挺有話聊的，他總是很有耐心地聽我這口支支吾吾、比手畫腳的英文。

史考特的父母離異，但因父母都住不遠，關係還算緊密。他做過的工作無數，所以一聽我只當過編輯，覺得太不可思議。「如果是我，一定會無聊死！」他非常肯定地說。

由於我們都喜歡大自然，而且步調相仿，所以他很喜歡找我一起去爬山、賞鳥、露營等，有了他，我的美國遊學和自然經驗變得精彩、豐富而有趣。

史考特在我回台一年後，飛來台灣拜訪我一個月，現在正努力轉行成園藝治療師，實踐樸門農藝。

## 來自台灣的同學——約翰

除了我，樸門農藝課還有一位東方臉孔，我只知道他叫約翰（John），嚴肅的一張臉讓我初步判斷是韓國人。有天課堂上談起豬糞，他突然談到二十幾年前，曾在台灣研發過一種將豬糞轉化成肥料和燃料的方法，但沒推展成功。這才知道他也來自台灣，原來他畢業於台大畜牧系，曾任職於農復會（中國農村復興聯合委員會，行政院農業委員會的前身）。

當年，約翰主要從事基因改造、品種改良的工作。他坦承為了保住主要經濟作物，他們用了大量的動物實驗，同時得撲殺所有對作物不利的生物，這些都令他覺得不舒服。「完全不是我想像的那種田園生活。」他搖頭嘆氣說。

十九年前，他決定移民美國，並改行從事電腦。沒想到因不景氣而失去工作，「我實在不想再工作了，所以在華盛頓州買了一塊地，想過夢想中的田園生活。」他說。可是萬萬沒想到，那塊地被一條河切成兩半，又因是鮭魚的溯游必經之地，法律規定不能蓋橋。而蓋房子呢？也因為水土保持的要求而困難重重。「沒想到問題這麼多！」說著說著，他又嘆了口氣。看到樸門農藝的介紹，他期望可以從中找到解決的方法。

# 樸門農藝社群大會

九月最後一個禮拜六，舊金山有個「灣區樸門農藝社群大會」，從早上十點到下午五點。我的兩位樸門農藝老師克里斯多夫和凱特都會去報告。我決定去一探究竟，看看這群人到底都在做些什麼。

一早搭灣區捷運進入舊金山市區。這一區是有名的「教會區」東側，據說大部分是拉丁語系住民。一路走去會場，便強烈感受到那種都會邊緣、下層社會的氣息，塗鴉和壁畫充斥整條街道，感覺豐富和活力，和我住的那種整齊劃一、缺乏變化的新興社區比起來，這裡顯得有魅力多了。不過由於不是自己熟悉的氣息，走著走著竟也有些緊張了起來！

走進會場，才看出這是個倉庫改裝的工作室，由裡面的設備、鐵工道具、音樂等器材來看，平常大概是藝術家創作的工作室。而大廳設計成公共使用的會議空間，挑高的屋頂，採自然天光，幾張沙發椅和椅子，看來也都是撿來的。空間很隨意，很自由，沒椅子坐的人便席地而坐。我放眼一看，大廳顯得空空蕩蕩的，算一算，大概來了五十多人，平均年齡大概都在三十上下，相當年輕。玩完自我介紹遊戲後，與會者便以居住地域分成四組，進行小組討論。

聽著大家此起彼落的熱烈討論，我專心地做筆記，努力把每個人的豐富經驗紀錄下來，這可是難得的臨場分享，或許日後都是我學習的資料庫來源呢——

珍（Jane）：用樸門方法養兔子，用兔子糞做堆肥，賣兔肉（強調低膽固醇），並用兔皮做背包。現場展有照片和說明。

麥可（Michael）：將專長的大氣科學和植物、生態、文化、音樂結合在自家經營的有機藥草農場「泰樂美農場」（Tailor Maid Farm），已十年，並自製有機咖啡和茶。他講的是如何將樸門農藝成功地用在一百畝大的農場上（所謂成功是指能以此賺錢謀生）。

凱特（Kat，我的自然屋老師之一）：強調自己是位樸門策劃者，策劃組織許多樸門農藝推動、訓練活動。最近自組「都市樸門社群」（The Urban Permaculture Guild），從她演講裡，我第一次聽到一個新鮮名詞「修補城市」（City Repair）。

「修補城市」起源於一九九六年美國奧瑞岡州波特蘭市，是由一群市民發起的社區改造運動。他們在居住的城市中努力創造出公共空間，並加入創意與活力，例如：彩繪十字路口、在路口角落設置花園等，讓繁忙的路口搖身一變成為社區交流廣場。這個運動主要是由

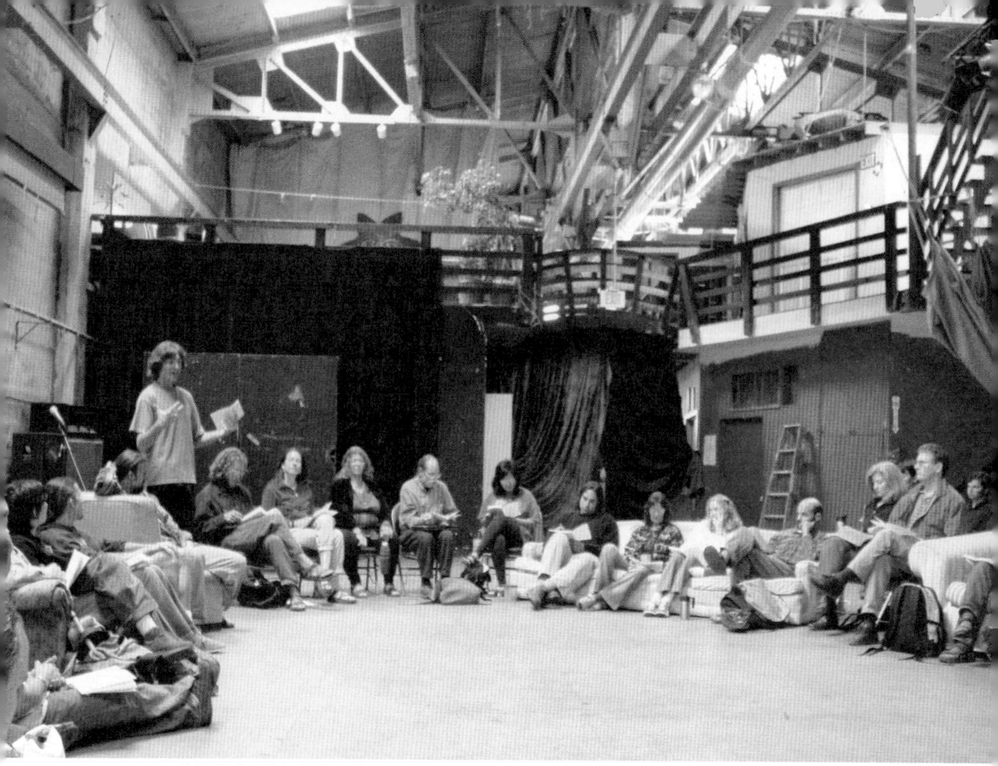

感覺自由隨性的樸門農藝社群大會。

青少年發起，他們常採游擊、快閃方式，利用夜深人靜時，攻佔十字路口或都市廢地角落，以最短時間整理圾垃、栽種花草、將堆滿垃圾的角落轉眼變成美麗的小小花圃，讓隔天的市容煥然一新。由於攻佔、佈置之後便就地解散，花圃裡的花草得要自立自強，這時強調低維護、省力省時的「樸門農藝」就成了他們最愛用的方法。

巴巴克（Babak）：一開始，大家介紹自己正在進行哪些樸門工作時，巴巴克曾拋出一個問題：「我負責社區花園已經兩年，現在最大的問題是：如何找到義工？怎樣讓義工持續參與？剛開始還會有一些人來，但都是做一兩次後就不來了。這兩年的大部分時

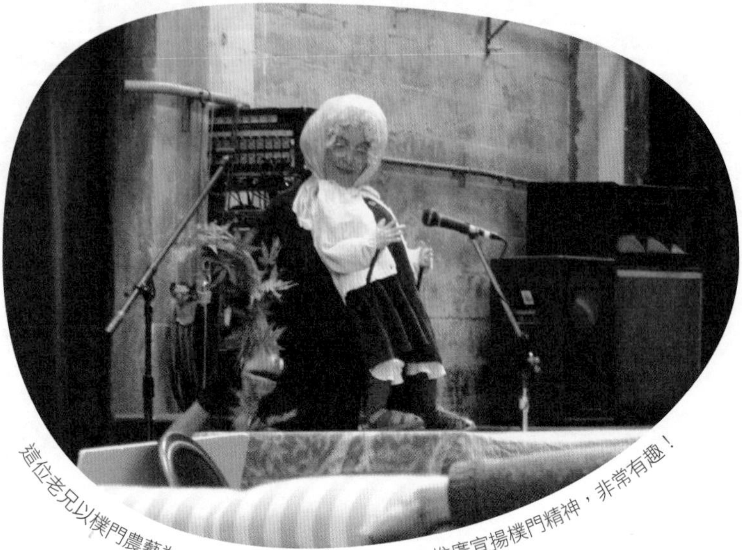

這位老兄以樸門農藝為主題，編了一齣布偶戲，到處推廣宣揚樸門精神，非常有趣！

間都是我一個人在做……」話一說完，馬上就有人附和。看來關於義工，在美國也同樣面臨了如何維繫的問題。

巴巴克除了負責管理社區花園以外，還負責經營合作屋（co-house，由數個人合買、合蓋、合住房子），他呼籲的是要大家互相幫忙與支持，因為樸門農藝強調廢物利用、自給自足、節約並能源再利用，其實很需要各方專才的合作。

史恩（Shawn）：主持「舊金山都會永續聯盟」（SF Urban Alliance for Sustainability），其餘成員都是藝術家。他們計劃用樸門強調的太陽能、中水回收、有機庭院等原則，創造出一個中心，不但可當藝術家的工作室、綠色企業（green business）的辦公室，更是提供非營利機構販售產品或聚會開會的場所。如果成功，聽說會是全美第一家。

克利斯多福（Christoph）：主要在訓練樸門老師的教授技術。有趣的是，他同時是合氣道黑帶、禪宗居士。他將美國哈佛大學心理學家豪爾・迦納博士（Howard Gardner）所提出的「多元智慧理論」——語言、邏輯、空間、肢體、音樂、人際、內省和自然等人類八大智慧，套用在樸門農藝教學裡。

艾瑞克（Erik）：樸門農藝行動家（上街頭抗議的那種）、設計者和老師。由於世界貿易組織（World Trade Organization，WTO）導致地方小型農業崩潰，於是他們呼籲用樸門農藝強調的在地性、自給自足式的產業來對抗大型跨國農業。二〇〇二年在西雅圖舉辦的WTO高峰會議，他們用日本福岡先生所發明的「種子球」（像湯圓般，用黏土包原生植物種子）到處丟、到處撒⋯。本以為是和平訴求，沒想到種子球仍被判定是危險武器，不但被禁止，參與的每個人都被警察抓去關。

仔細想想，WTO對台灣農業也造成很大的衝擊，樸門農藝真的可以是面對WTO的方法嗎？如果是，那就太偉大了！

# 自然屋

秋季班除了「園藝治療入門」、「樸門農藝」以外，我還選了一堂「自然屋」（Natural Building），指導老師之一就是我上學期的課「美洲原住民與灣區環境」的同學莎拉。共同主持的另一位正是我樸門農藝的老師克里斯多夫。想來這兩堂課應有相當程度的共通性吧！

第一堂仍然免不了要自我介紹一番，我覺得這班學生都帶有些「嬉皮」特質——衣著隨性、騎腳踏車等，不但很環保，而且人都很和善。

老師莎拉比樸門農藝老師克里斯多夫更年輕，才二十九歲。從小父母就離異，身為藝術家的父親長居紐約，母親則長年酗酒。她從小就得照顧媽媽，一直到十五歲那年，她再也受不了，決定離家出走，到處流浪，獨自討生活。她因為跟著人學蓋房子，接觸了自然屋，而成了自然屋的推廣者。

莎拉開著一部卡車改裝的車子，後面放著一張彈簧床，走到哪裡睡到哪裡，身體也因而弄壞了，常覺很虛弱、很想睡。後來她才知道是免疫系統失調，因為看了西醫都無效，而改

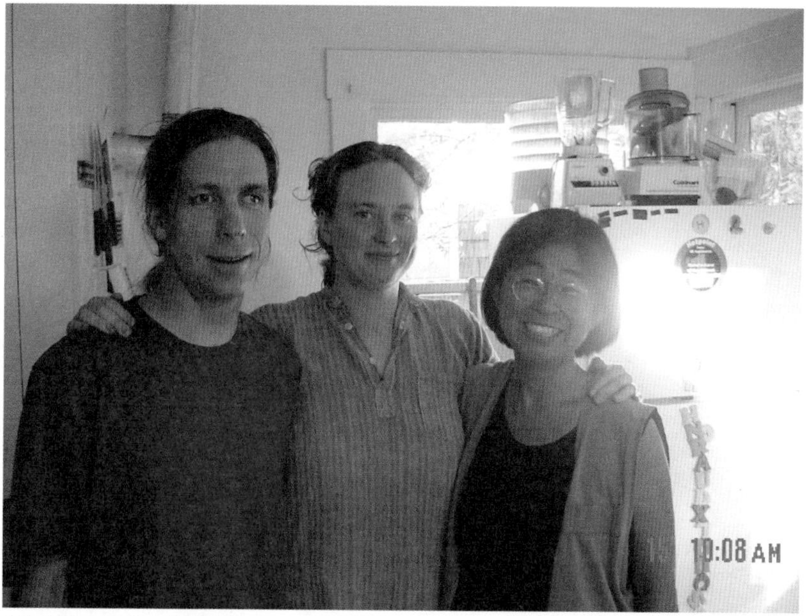

由左到右：馬克、莎拉和我。

服中藥。

「到現在我還沒住過單人房，我很習慣和一大票人一起生活，毫無問題。」莎拉的言語中似乎透露著滄桑。隨性的她永遠是一身牛仔褲和襯衫的中性打扮。

而莎拉的男朋友馬克（Marc）是位盲人，和她有同樣的失調問題。「以前跟別人說我的狀況，都沒人了解，一直碰到馬克，一談就懂了。」同病相憐的兩個人於是成了一對。

由於身體的問題，莎拉後來無法再做建築，轉而成為按摩師。

我離美前，她鼓起勇氣去紐約探望藝術家爸爸，雖從朋友那得知母親身體狀況很不好，她仍然非常掙扎。「時候未到吧！我還沒準備好。」她猶豫地說。家家真是有本難唸的經啊！

## 什麼是自然屋？

所謂「自然屋」並不是某種形式或某種材質的房子，而是一種符合永續環境的建築方式，可整理出十一項原則：

①運用當地天然材料，例如：稻草、竹子等。

加州以前稻草都是燒掉的，後來因為造成空氣污染而被禁止，但大量稻草怎麼辦呢？有人開始研發用稻草堆（straw bale）蓋房子，現在已通過立法，成了合法的一種建築材料和方式了。

②多功能設計。可以節省更多空間，例如：屋頂不只是個遮棚，它可以兼具集水或集太陽能等功用。

③多重來源。讓大量使用的水、熱等能源，都有多重的來源。

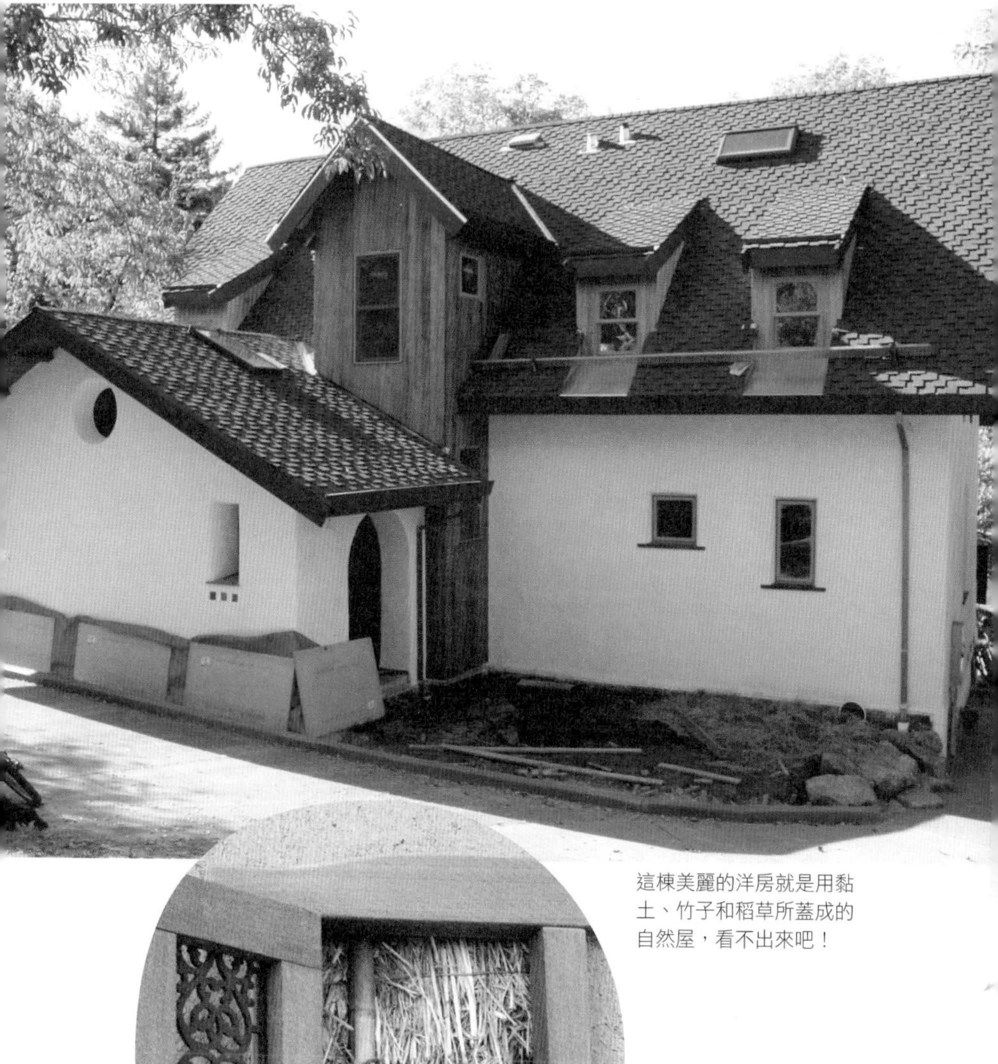

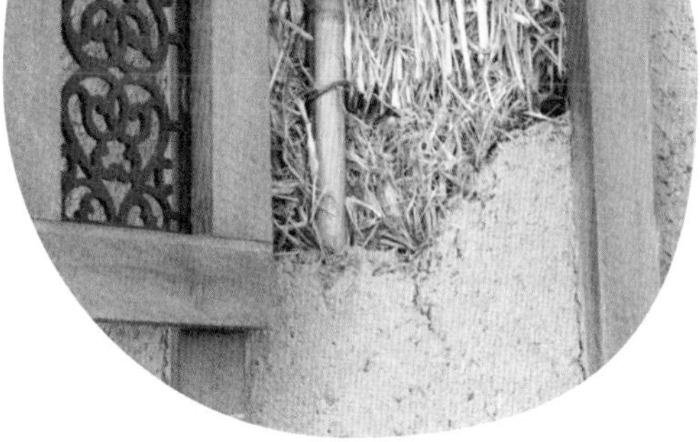

這棟美麗的洋房就是用黏土、竹子和稻草所蓋成的自然屋，看不出來吧！

通常自然屋都會刻意留下一道「真實窗」（truth window）以驗明正身。

④能源再利用。

⑤考慮配置。這指的比較是大面積的農場，例如：每天都要採的蔬菜區，愈靠近房子愈理想，而一年一收的作物則種到較遠處。

⑥運用生物資源。例如：在西曬處種樹，在屋頂種草以擋住、隔絕烈日，降低熱度，取代冷氣機。

⑦連續性和堆疊性。例如：森林不會是單一物種，它有樹冠層、灌木層及地被層等，每一層都有自己的功能，也互相扶持。而每一空間都被植物充分利用。

⑧觀察和模擬大自然。例如：森林裡厚厚一層落葉，經分解後，便成了肥沃的表土。我們做堆肥就是模仿大自然，將廚餘分解成土壤。

⑨生物多樣性。

⑩正面思考。多想解決方法，不要只提問題。

⑪小空間。房子大小從自己可以掌控的部分蓋起；吃你可以消化的量、符合你的需要。

## 就地取材，節能有道

為了讓大家更了解什麼是自然屋，莎拉找來一位建築師，以他設計、用稻草和竹子為建材建造出的自然屋為上課內容。看到他放世界各地竹屋的幻燈片案例，真是美得叫人瞠目結舌！尤其是用竹子取代鋼筋的建築結構。建築師說現在的建材，不論在製造過程或運輸過程中都消耗掉太多能源，因此極力鼓吹就地取材，加上他的設計特別注重日照變化和節省能源，例如：隔絕日曬的西北方、窗戶全開在東南方，於是冬天有足夠陽光，而夏天不需開冷氣；造形和格局則盡量簡潔。

此外，建築師講了好多竹子的特性，現場做了一些竹子材料特性的示範，並鼓勵大家栽種。他提到哥倫比亞的例子：幾年前，哥國有個大地震，大部分的現代水泥建築都在那次地震毀於一旦，而傳統的竹子屋卻安然無恙，從此，竹子屋不再是窮人家的標誌，反而形成建築新風潮，連有錢人都搶著搭建。他說，要大家接受傳統材質，就要讓有錢人想使用它，破除它的貧窮象徵。

我想到建築師謝英俊在九二一之後推出的竹子屋，於是從網路上抓了好多照片，用圖說方式編排、整理出我的自然屋報告《台灣的自然屋：謝英俊建築案例》，結果，報告深獲好評，大家都對台灣的竹屋感到好奇。我還問莎拉：「這樣算是自然屋嗎？」她說：「當然是啊。」呵呵，原來台灣已經有自然屋了。

我覺得自然屋其實是針對房子被建築商掌控、人耗其一生賺錢只為了買一棟房子、現代建築材料如水泥等產生大量污染等現象的一種反動與反思。但老友明玲在Email上的回應很妙：「如果向我老媽建議住那種稻草屋，她一定罵我起肖！她那一代好不容才擺脫草屋生活呢。」是呀，我們祖父輩住的土埆厝，不也都是自然屋？只是這個年代沒有人想住那種房子了吧？

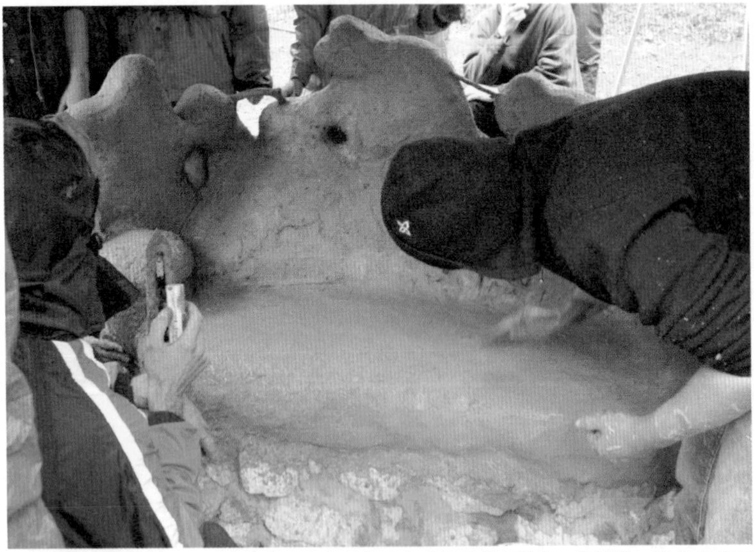
大家七手八腳正在用Cob（黏土、沙和稻草混合成的泥糊）製作一張板凳，這是自然屋常見的工法。

就像謝英俊的原意是希望能為原住民找出一個自力造屋的合作模式，但聽說當時也遭受許多阻礙，例如原住民最擔心又質疑的是：「竹子屋牢固嗎？為什麼你們可以住鋼筋水泥，我們卻要住竹子屋？」我請教莎拉，她的回答如我所料：「推動起來困難重重！」即使美國本土對於保護環境的一些新觀念至少超越台灣十年。

和美國比起來，台灣寸土寸金，加上氣候潮溼、多颱風等，要推廣「自然屋」這種建築方式應該是難上加難吧。不過雖然如此，我還是很欣賞這些觀念與原則。

## 樸門生活

### 「野」心花園

克里斯多夫朋友家有個庭院，不大，約二十來坪，兩年前提供出來讓克里斯多夫打造樸門示範花園：「野心花園」（Wildheart Garden）。克里斯多夫利用樹下一角，安放幾張椅子，就地舉辦樸門課程，推展他的理念。一天，他邀請大家去野心花園幫忙。

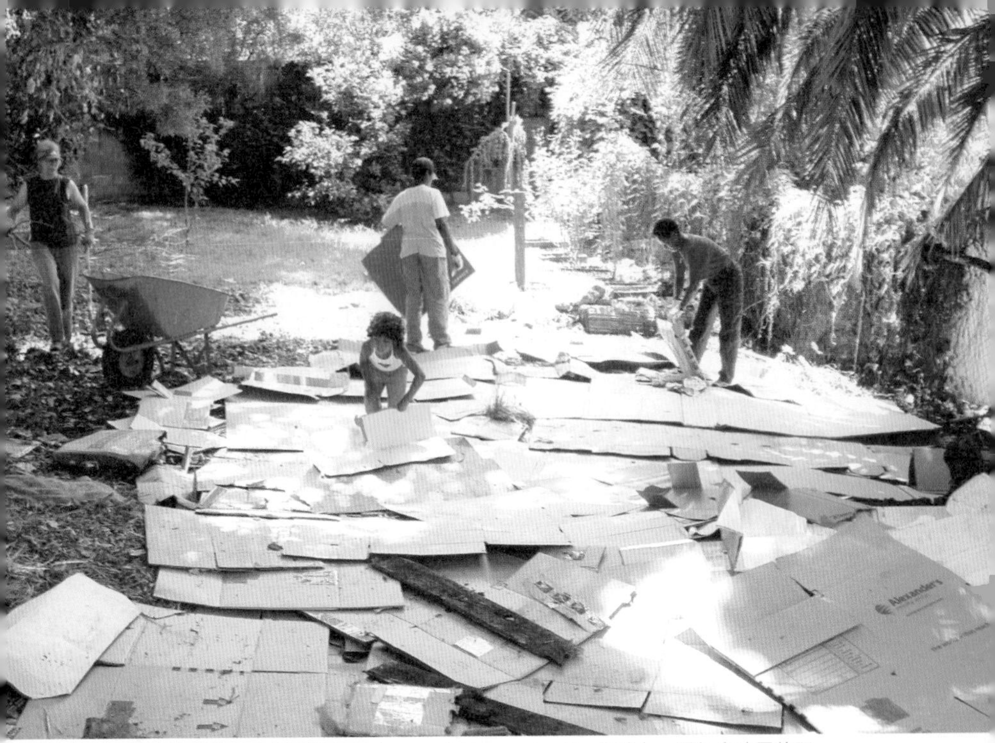

樸門農藝常用的「覆蓋法」(sheet-mulching method),先鋪上一層無毒油墨的瓦楞紙板,防止雜草生長。



我還記得第一眼印象就是「雜亂」,果然很野!它絕對不像一般花園:草坪、花圃、果樹各就其位的,一切都規劃整理得乾乾淨淨。而它主要的設計原則就是要省水、省力、有機、多栽植原生植物。

克里斯多夫向大家解釋,兩年前這裡幾乎是一片荒園。剛開始他們先在地上鋪一層瓦楞紙,以防止野草快速長出來,因此不需常常除草,甚至用不到除草劑。約一年後,瓦楞紙會分解成土壤,這時可以再鋪一次。第二層,則是鋪上厚厚的有機土,約十五公分厚。最上層是「地覆物」(mulch):碎木屑或稻草,可保護土壤,防曬保溼,也可達到省水目的。最後,再將藥草、蔬菜和果樹

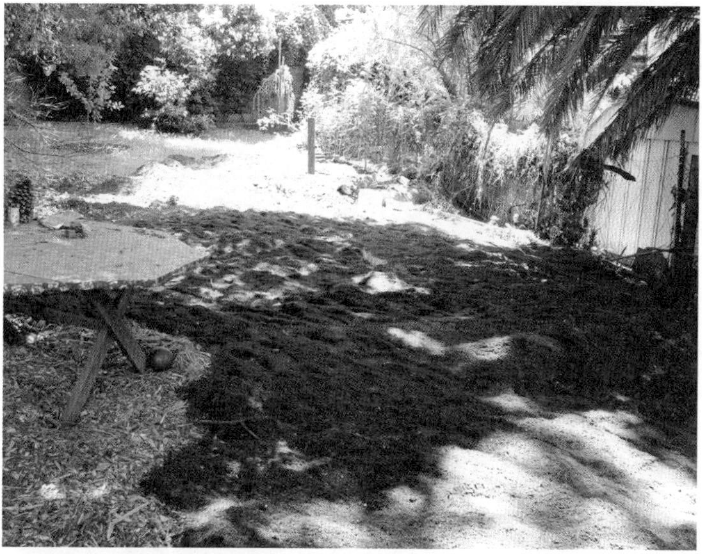

第二層是約十五公分厚的有機土。

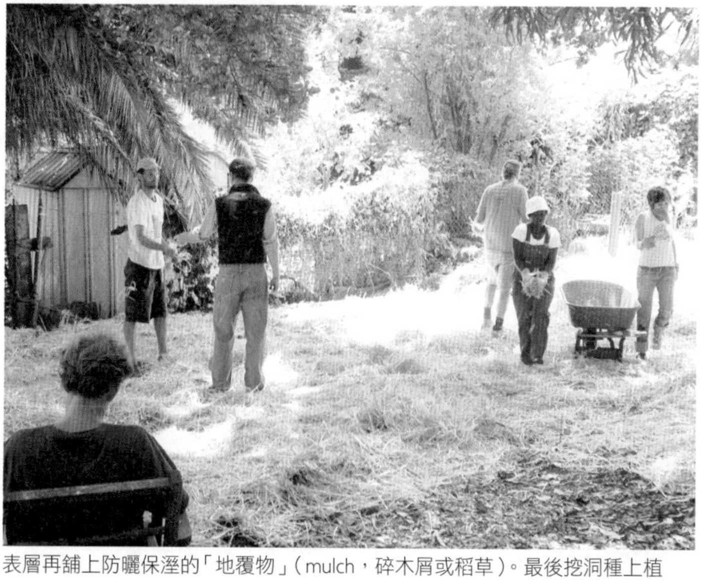

表層再鋪上防曬保溼的「地覆物」(mulch，碎木屑或稻草)。最後挖洞種上植物，幾乎不需人工照顧！

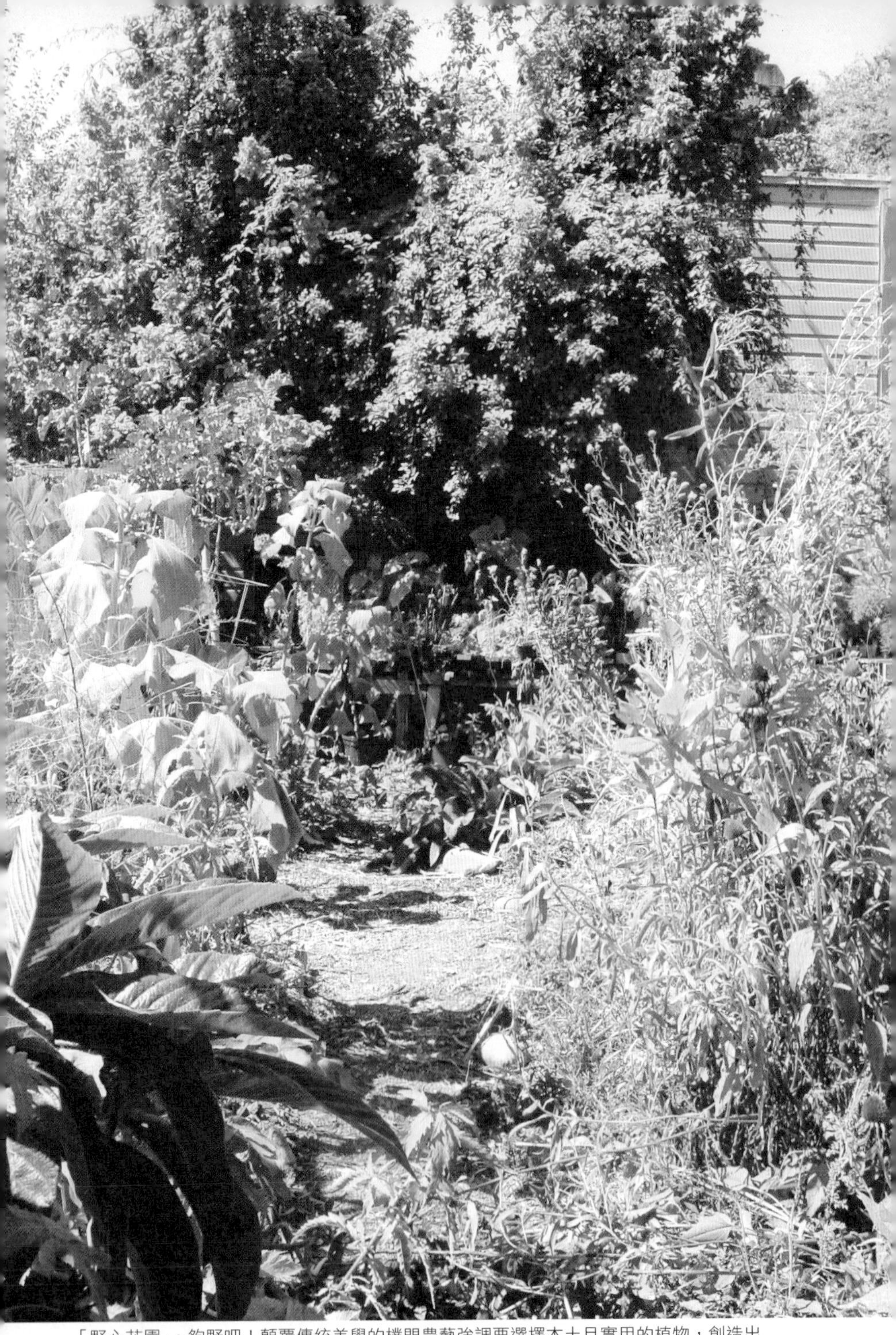

「野心花園」，夠野吧！顛覆傳統美學的樸門農藝強調要選擇本土且實用的植物，創造出自然平衡的生態。

混種一起。「讓它們形成一個互相幫忙的群相（guild）。」克里斯多夫開心地說著。而園子裡原有的兩棵大樹也被保留下來，利用陰涼的樹蔭下架起長桌，規劃成育苗區。

這種「覆蓋法」就是模仿森林底層土壤形成的過程，一旦完成，幾乎不太需要人工維護。兩年下來，這裡已長得像座森林。

花園中心有棵長得幾乎要壓垮棚架的蔓藤瓜果，克里斯多夫請大家幫忙把它移到籬笆邊，讓它形成綠籬（後來才知道它就是龍鬚菜，美國人不知道它的捲鬚炒起來可是絕品），接著清除長得太茂盛的幾棵康復利，聽說這種植物的葉子是很好的綠肥。最後再鋪上由馬場載來的馬糞（這裡的馬場都很歡迎大家去取馬糞）就大功告成了。至於工資呢，我的是一顆龍鬚菜結的佛手瓜，還有一大把艾草。

樸門強調省時、省力的農藝，對中老年才想當農夫的我，實在有莫大的鼓勵！

我想到克里斯多夫的工作之一是「幫人設計樸門花園」，我眼睛大亮，滿腦子想的是：要不要用樸門農藝來設計雪琴家的庭院？對她來說，省水和省力是很重要的，但她會喜歡這種「雜亂」和「野放」的感覺嗎？既然克里斯多夫也幫人設計樸門花園，何不好好利用他，自己也可名正言順地實習?!我這麼打著如意算盤，決定說服雪琴去！

## 朋友借地，實驗樸門

凱洛琳（Carolyn）是我第一學期樸門農藝課的同學，約六十歲，滿頭灰髮，總是編個長辮子。有次聊天，竟發現「李遠哲」曾是她的鄰居。

和凱洛琳從點頭之交到更進一步接觸，源於有天史考特問我：「凱洛琳打電話問我這週末可不可以去幫她整理花圃？我很想去，你要不要去？」有得玩當然好，我點頭如搗蒜，樂得答應。

凱洛琳住在開車約一個半鐘頭車程遠的小鎮，我們快九點時抵達，她已蹲在園裡忙了。其實那是朋友的地，凱洛琳幫她規劃蓋了一棟自然屋，並開闢一小塊園圃實驗她學來的樸門農藝理念。在她的觀念裡，自己沒錢買地，剛好朋友有地，何樂而不為？聽說我也想回台灣實驗樸門農藝，她更興致沖沖地說：「我可以當義工幫你！」她說她需要很多地來做各種實驗。嗯，凱洛琳的想法給了我一些啟示：要當農夫，不一定要擁有自己的土地！

農忙結束後，我們聊起天來，才知道凱洛琳原來是位作家，曾經出過幾本書。她一聽說我以前是編輯，馬上拿出一本書給我，笑著說：「作家就是希望更多人看自己的書。」

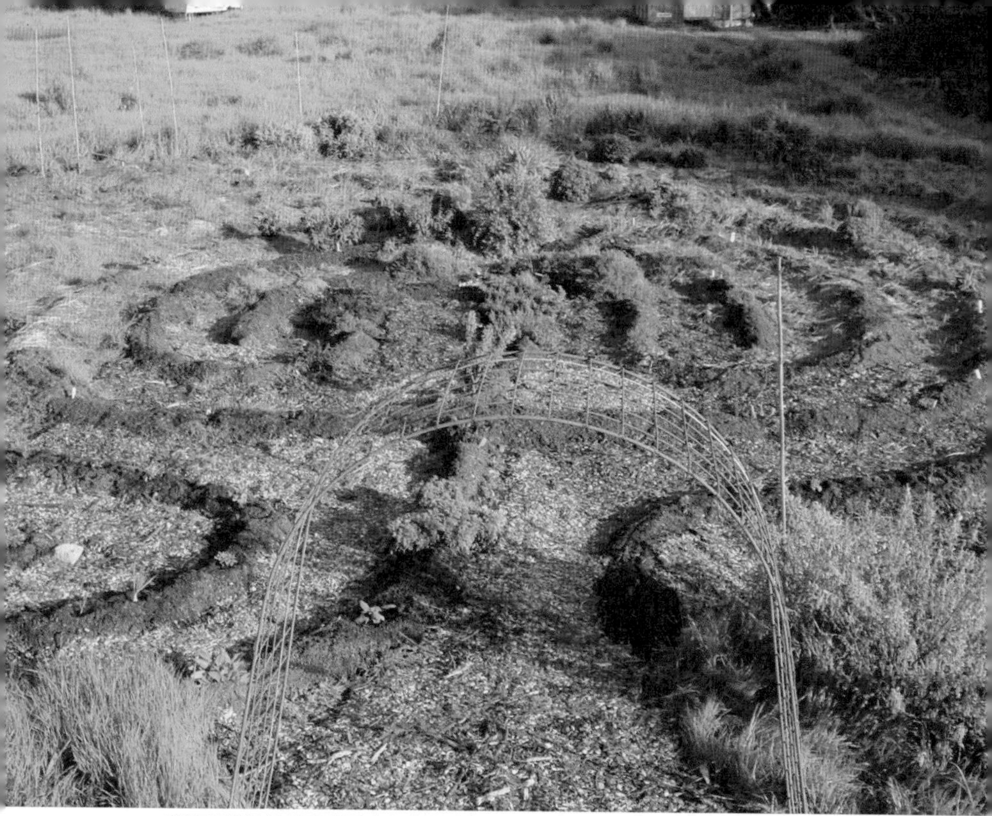

凱洛琳設計的樸門花園走起來像迷宮一樣，目的是要讓人可以親近園裡的每個角落。

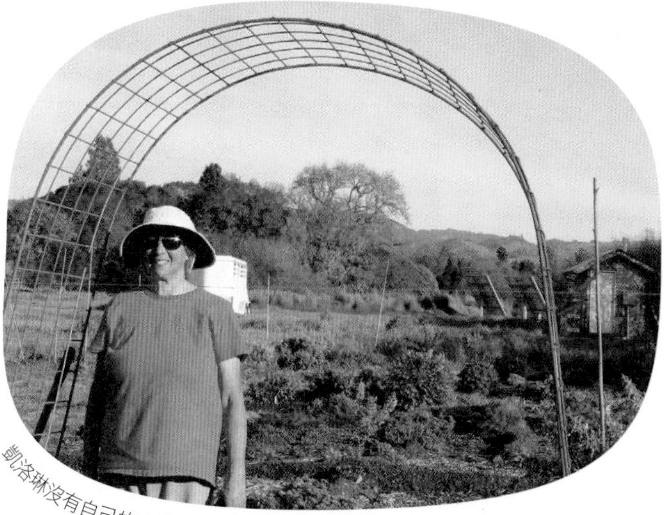

凱洛琳沒有自己的土地，卻快樂地到處當農夫。

除了作家這個身分，凱洛琳也曾經是聲音和舞蹈治療師，書上寫的便是參與並協助朋友面臨死亡的過程。她曾隨先生住過印度、中國等國家，感覺是個很有靈性的人。朋友的花園經過凱洛琳的設計，活像個八卦陣似的，雖然實際面積不算大，走起來卻九彎十八拐的，繞了好久。

由於是開春以來第一次整理花園，凱洛琳擔心地說：「這裡冬天實在太冷，土壤又不好。不知道去年種的植物有沒有熬過來？」她運用樸門農藝原理，種了一些耐旱耐寒的原生植物，繞一圈下來，看到好幾株通過寒冬考驗，她興奮極了！

聽她說這個花園從整地到現在，已花了兩年時間，我這才了解，樸門農藝很重視一開始的基礎工程，所以是急不來的，不過生態一旦建立起來，接下來就輕鬆了。

## 雪琴的盲人花園

知道克里斯多夫的工作之一是幫人設計樸門花園後，我便決定說服雪琴。大概是念力太強，雪琴很快就聽進了我的建議，同意找克里斯多夫用樸門農藝來設計她的後院。好高興，到時候我就可以跟著實習操作了！

而克里斯多夫真是大怪腳一個，做堆肥做入迷了，連自己糞便也拿來做，聽說人糞得堆一年以上才能用呢！有次上課他拿了一些人糞堆肥的成品來學校，還要我們聞聞看。當然就看到好幾位同學皺起眉頭不敢碰！我好奇地拿過來聞了一下，哇，竟然沒味道呢！

除了堆肥，每個週末，克里斯多夫一定會往山裡跑，為的是要收集原生植物、野花、野草種子。也因此，他真的好忙，時間很難敲。就在我和雪琴一封又一封的Email催促下，他終於答應空出一個禮拜天的下午到雪琴家。

還沒開工前，我和他聊了一下他的學習背景。他出生在密西根州，外祖父和媽媽都是園藝家。大學時期，他跑到加州來唸農業，又去加拿大的有機農場實習兩年，因而接觸了樸門。從加拿大回來後，因女朋友在柏克萊唸書，便決定落腳在奧克蘭，並開始推動城市樸門運動。我暗地掐指一算，前後加起來，他已有十二年的園藝經驗了！嗯，我就知道他「大有來頭」，這下真是挖到寶了，一定要好好跟他學！

而克里斯多夫的了得功夫一進門就馬上展現了，他笑著說：「你們鄰居的橄欖樹果實掉滿地，可以去跟他們要來榨油和醃橄欖喔！」進門前，他已經先在附近繞了一圈，對附近環境做了初步觀察與了解。他接著走到後院，由矮牆看出去，馬上又認出好幾種可食用的原生植物。我和雪琴聽了都好興奮，原來我們有這麼多資源！他在圖上一一記上方位、日照位置、地勢和各棵樹的位置與名稱。沒錯！這是設計的第一步——先了解整個環境因子。

接著，他花了三個小時和我們溝通，當然脫不了有機、省錢、資源再利用、做落葉堆肥、易維護等原則。我們也提出了一些我們想種的蔬果，哇，沒一樣考得倒他！我趕緊表態志願當他的助手。如果雪琴花園做得起來，這將是我的第一個樸門花園。好興奮！好期待！

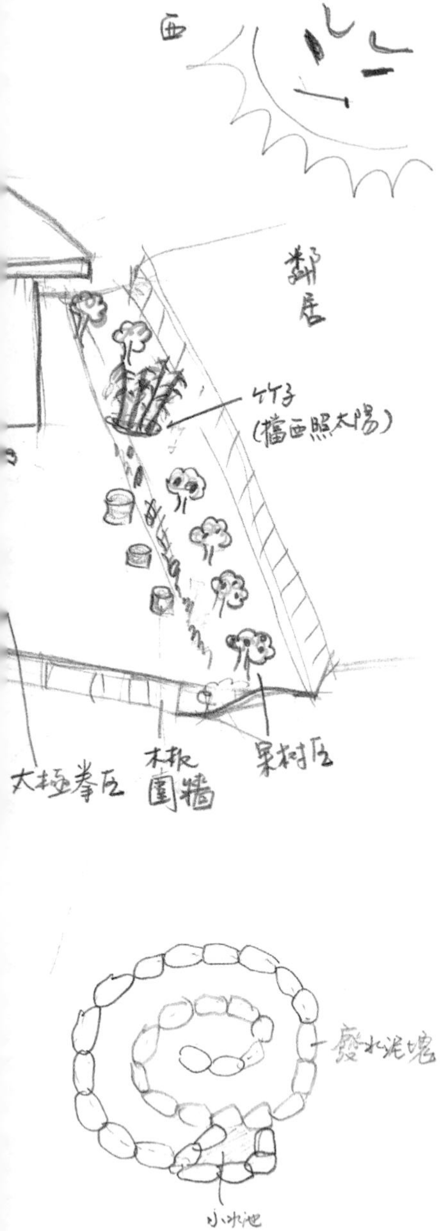

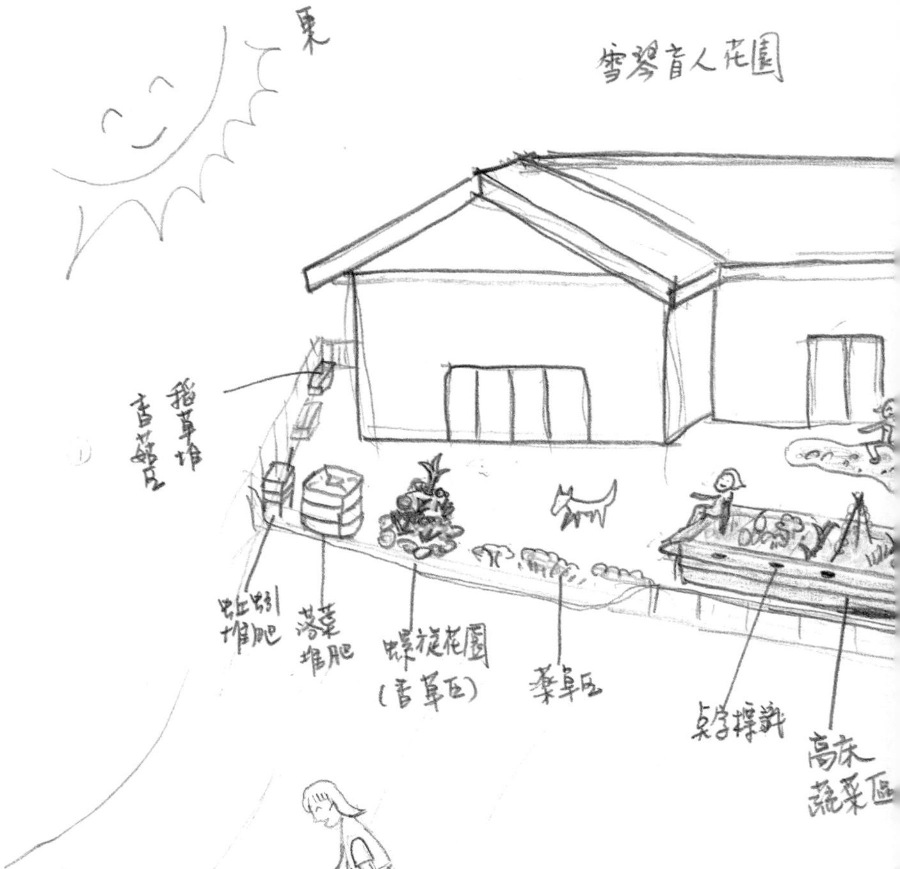
東
雪琴盲人花園
稻草堆
香菇區
蚯蚓堆肥
落葉堆肥
螺旋花園
（香草區）
藥草區
高床
蔬菜區

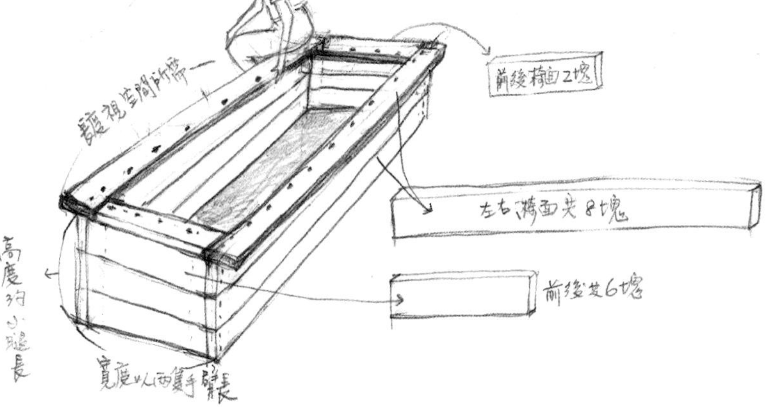
長度視空間所需
前後椅面2塊
左右椅面共8塊
前後共6塊
高度約小腿長
寬度以兩隻手臂長

## 開工囉！

雪琴花園終於要開工了！

克里斯多夫一早便用卡車運來了小石子、四梱稻草、五六段短樹幹、兩個堆肥箱（一個蚯蚓堆肥箱，另一個是三層的落葉堆肥箱）。

首先，用小石子鋪出一片雪琴要求的「太極拳區」。用小石子鋪既可以阻擋草的生長，又可以做腳底按摩。

接著，組裝堆肥箱。蚯蚓堆肥箱必須先用浸水泡開的椰子纖維鋪底，再堆放廚餘，把蚯蚓放進去後，最上層再鋪一層椰子纖維（也可用報紙撕條取代）。克里斯多夫還叮嚀：廚餘最好不要有肉或油質食物，而不會招來果蠅的訣竅則是，在每次放廚餘後，一定要在最上層鋪含炭素多的纖維。另一個三層堆肥箱則用稻草和修剪下來的新鮮葉子層層堆疊，最上層一定要是乾貨，不論是稻草或枯葉都可以。而堆肥用剩的稻草堆則是為了日後要養香菇用。另外，鋸下來的短樹幹原來是用來鋪走道或當椅子。

下午克里斯多夫去附近木材廠買了紅木板，打算下個禮拜做可以種蔬菜的高床。等到下

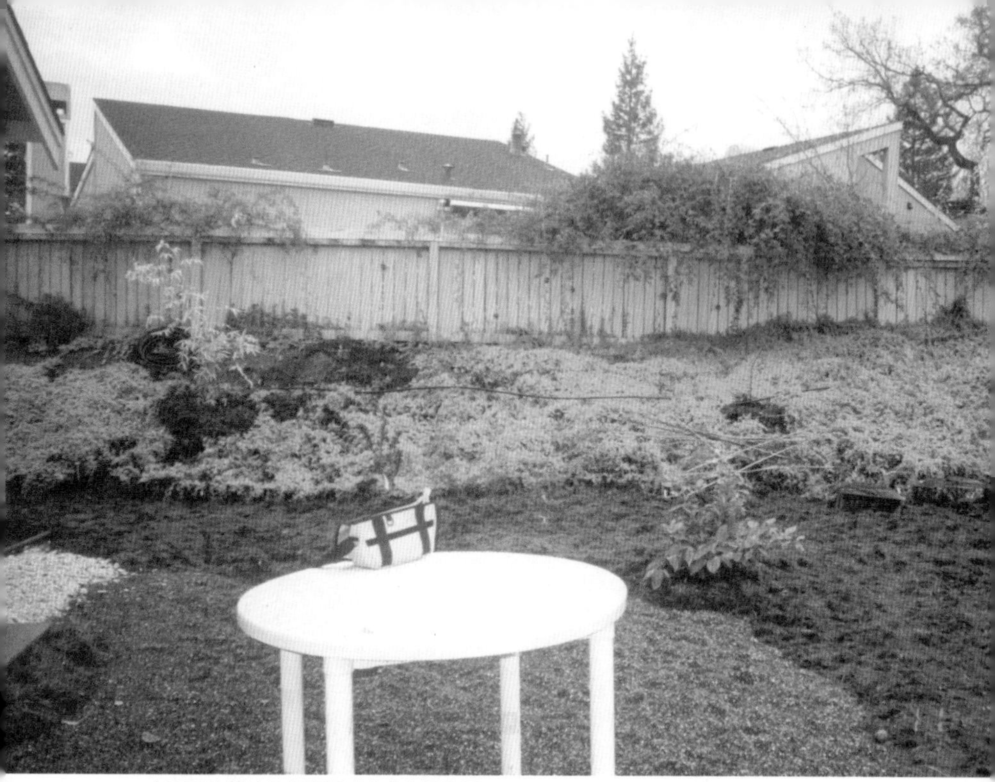

小石子的鋪地是雪琴要求的「太極拳區」。

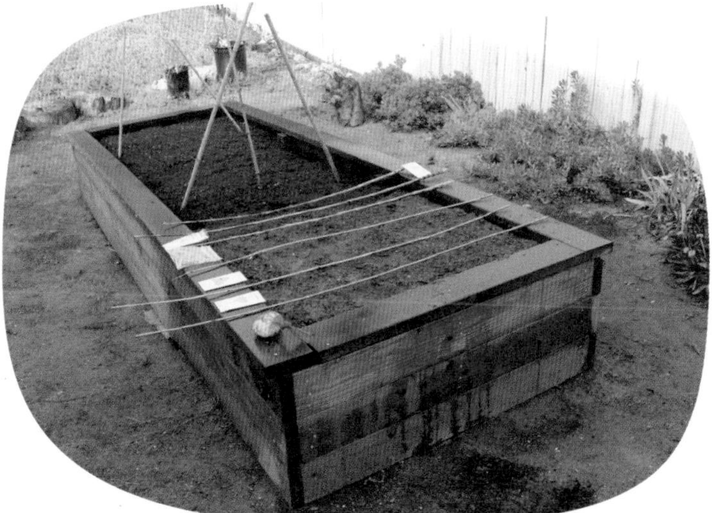

高床完成了，可以用來種植蔬菜，還可以坐下來休息。

下禮拜在高床內堆上有機土，我們就可以播種了！

克里斯多夫讓我們自己決定要種些什麼菜。呵呵，雪琴想吃的全是台灣蔬菜：白菜、芹菜、豌豆等。這也沒難倒克里斯多夫，他拿出一本日本人開的種子店目錄給我，封面寫著：北澤商店，專賣亞洲蔬菜籽。我和雪琴貪心地選了十六種可以在秋天播種的蔬菜，還上網訂購了香菇菌種。

## 體貼的高床

之所以要做高床，是為了讓雪琴工作更方便。因為高床的高度特別設計成和椅凳同高，只要在高床架上再加一塊橫板，當雪琴做累了，可以坐下來休息，或乾脆坐著做。嗯，這個設計也很適合老人園藝用喔！

木工工作我實在幫不上忙，便跑去照顧蚯蚓。我拿來雪琴累積一星期的廚餘，再把堆肥箱蓋子打開來看，發現上週廚餘還沒吃完。用手翻開來看，蚯蚓在裡面顯然很開心，翻著翻著還看見了長長的卵，有的還孵出小蚯蚓了。我跟克里斯多夫說：「雪琴怕蟲，不敢餵。」克里斯多夫哈哈大笑說：「箱子裡是蚯蚓的天堂，在外面牠們不但要自己找食物，還會碰上鳥

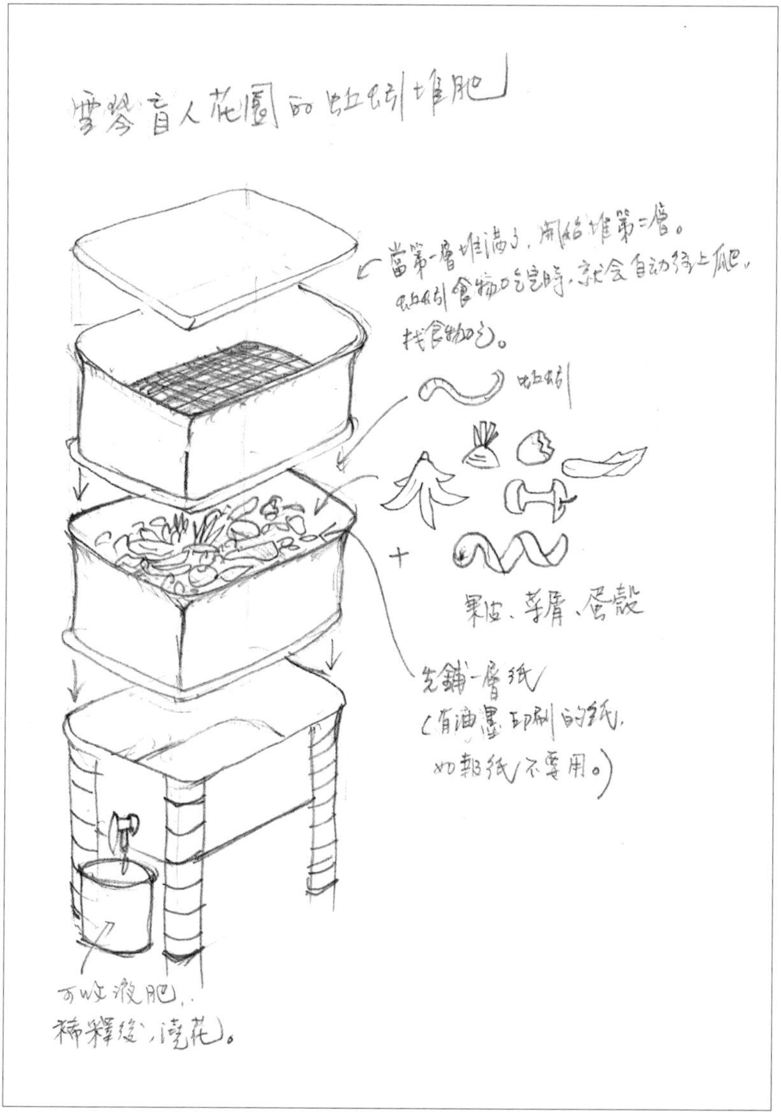
雪梨盲人花園的蚯蚓堆肥
當第一層堆滿了，開始堆第二層。
蚯蚓食物吃完時，就会自動往上爬，
找食物吃。
蚯蚓
果皮、菜屑、蛋殼
先鋪一層紙
(有油墨印刷的紙，
如報紙，不要用。)
可收液肥，
稀釋後，澆花。

或其他昆蟲等著吃牠們。你叫雪琴放心，牠們不會出來的，也不想出來。」

花了一個下午，高床終於搭好了。我踏在床沿上面，才比一百八十多公分的克里斯多夫高一些。站在高處，我透過圍牆看到外面的景色。原來克里斯多夫看出去的景色是這樣呀！我想起阿諾・羅北兒（Arnold Lobel）的繪本《老鼠爸爸說故事》（Mouse Tales）裡有一則〈高老鼠與矮老鼠〉的小故事：兩隻老鼠好朋友，一個高個子，一個矮個子，一起來到花園，高老鼠說：「哈囉，花！」矮老鼠則說：「哈囉，根！」

我仔細研究了一下高床的尺度，發現原來是有學問的。除了高度剛好可讓人坐下，為了方便操作，高床通常以兩手臂長為標準寬度，長度就不限制了。克里斯多夫幫我們做了個長長的高床，我們打算將買來的十五種亞洲蔬菜通通種下去。另外，我還上網找到「中藥草」種子，有：黃耆、射干、桔梗、黃芩、雞冠花、黨參、茴香、干草、大黃、艾葉、大青葉、地榆、夏枯草、紫蘇、青蒿。嗯，希望這些藥草都種得起來。

為何要這樣選擇，我的想法是：百分之五十的食物自家栽種、小病自己吃吃草藥，再加上一些適應這裡乾旱氣候又好照顧的原生植物。因此食用蔬菜、藥用藥草，再加上一些加州原生植物，便構成雪琴樸門花園的基本族群。

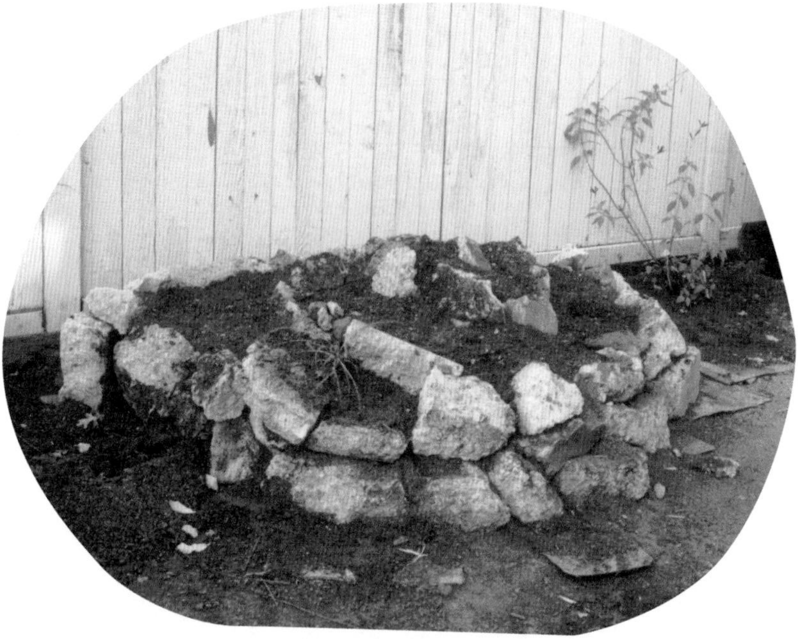

用廢棄水泥塊搭起螺旋花園的地基。

## 少不了的螺旋花園

完成高床後，克里斯多夫接著要用撿來的廢棄水泥塊搭一座螺旋花園（spiral garden），種上中西方各種藥草和香草。

螺旋花園是樸門農藝的代表設計之一，它利用螺旋立體來增加栽植面積，並創造出向光、背光；迎風、背風；乾燥、潮溼；陸生、水生等微氣候來，以栽種不同環境需求的藥草香草植物，而且只須從頂端澆灌水，多餘的水會順著坡道流到末端的小水池，十分省水。通常會搭在廚房附近，當成家庭香草花園。

目前花園的進度是：在高床上種下十五種亞洲蔬菜、五種果樹（奇異果、蘋果、日本梅子、柿子、金桔，雪琴家原本就有李子和西洋梨），還有克里斯多夫帶來的加州原生植物。

## 自然野放的成果

歷經兩個月，我們終於完成了雪琴後院第一階段的工程，包括：蚯蚓和落葉堆肥箱、螺旋花園、蔬菜高床、太極拳區、種香草、藥草和原生植物、貼上讓雪琴可以隨時辨識的點字標籤等。尚未完成的是果樹栽種和香菇，這得等到春天才能做。太好了！剩下的就是靜靜等待植栽長大，等待豐收……

說真的，透過實作的過程，我深深體會到自然野放的樸門農藝，挑戰著人們慣常的視覺習性，因為一般人總認為所謂的花園應該要整整齊齊、百花齊放，至少要綠草如茵。

雖然之前我已和雪琴解釋並溝通過什麼是樸門農藝，也在她表示了解與認同下開始進行。但做好第一階段時，一些想像上的落差就出現了，以植物種類的選擇來說，樸門農藝選擇的植物是以食用、藥用和原生植物為主，除了人的需求以外，還要考慮昆蟲及其他生物的

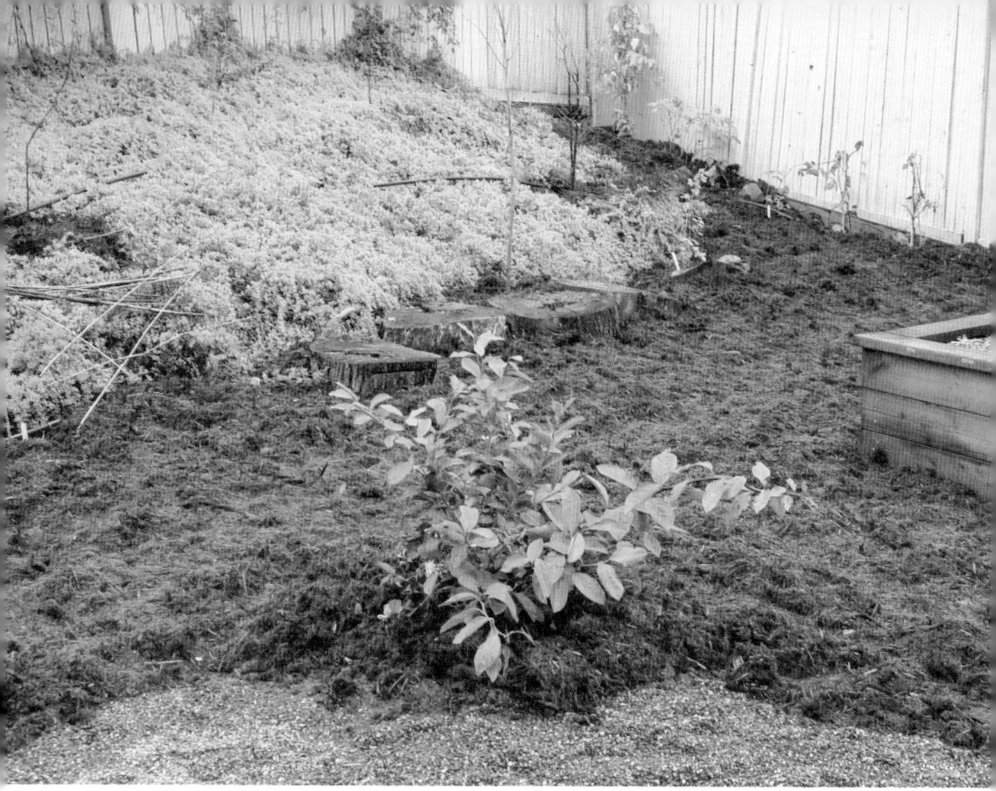

雪琴的盲人花園，充滿樸門農藝的符號：可防曬保溼的木屑地覆物。

需要，這些植物要能互助共榮，形成一個生態群組，所以當然不會選擇漂亮和取悅人視覺的觀賞植物。此外，因為草坪的照顧太費時、費水，樸門農藝也不主張鋪設，取而代之的是鋪上一層厚厚的、可防曬保溼的木屑地覆物。

我最大的失算是，雪琴雖然看不見，但她周邊有太多親朋好友，每個人都會對花園提出各種看法與建議。慢慢的，雪琴對樸門的理念不禁動搖，開始起了懷疑和不滿，而我又未能及時做出回應，分歧愈來愈擴大……唉！這是我最感遺憾的事。

## 原生植物花園

說到原生植物，樸門農藝課曾請來一位怪腳園丁，約五十來歲，土生土長的加州人，兩代經營花圃，所以從小他就知道如何施化肥、噴殺蟲劑。當他長大當園丁時，理所當然沿用了傳統的那一套園藝栽培方法。

但他接觸到原生植物時，態度有了一百八十度的大轉變，看到原生植物不用施肥殺蟲，也能長得很好，他心念一轉，開始專攻原生植物，甚至將他在柏克萊的家也設計成原生植物花園。他說很多人住在城市裡，生活離大自然愈來愈遠，同時卻也愈來愈嚮往鄉村。他回憶有天當他去爬山，正享受著大自然時，突然靈光一閃：何不將這樣的大自然請進自己的園子裡？何況原生植物最知道怎麼適應當地乾旱氣候了。因此，他家花園的原生植物全是登山採回來的種子和幼苗。又因為加州原生植物耐旱性很強，花園也不用太澆水，省了不知多少灌溉用水。

我試想：原生植物花園會是個怎樣的花園啊？和一般認知的歐式綠油油、花團錦簇的庭院一定很不一樣吧?!這對一般人的審美觀會不會是一大挑戰呢？

如今，這位仁兄只幫人設計「原生植物花園」。他說，他現在的工作是園丁、老師和自然作家。他專寫有關加州大自然的觀察。克里斯多夫點頭說，這是他最敬佩的老師之一，跟他出去爬山很有意思，因為他懂很多。真希望有機會和他出遊一次！

怪腳園丁說，加州其實只有三季：雨季、野花季和乾季。雨季通常開始於十月的第一場大雨。那是最戲劇性的一天，飢渴的大地吸飽雨水後，便一下全轉綠了。對加州來說，這才是「新年」，因為雨季也招來了春天。當雨季一結束，從二月中到六月中，便是野花上場的季節。而當山丘逐漸變黃時，便代表著乾季的到來。

說到加州的乾季，放眼望去一片枯黃，和台灣一年到頭綠油油的景象南轅北轍。美國朋友常糾正說：「這不是枯黃色，而是金黃色！」這麼說來，中文稱它「舊金山」還真貼切呢！

## 樸門農藝之家

感恩節前，克里斯多夫邀請我到他家過節。下午三點抵達他家，屋內已是熱鬧滾滾，女朋友克莉絲蒂娜是大廚，克里斯多夫的父親則遠從東岸過來，還有分租一房的房客珍妮佛

（Jenifer），而克莉絲蒂娜的弟弟則躺在客廳沙發上呼呼大睡。聽說晚一點克莉絲蒂娜的父母也會過來，她是西班牙人，從小隨著父母移民來美，是位高挑的美女，現在攻讀博士。克里斯多夫知道我對他家非常好奇，便帶著我繞場一週，一一介紹。

這是棟依斜坡而建的兩層樓房，從大門方向只能看到二樓，大家都會以為是一樓建築。二樓除了客廳和廚房，還有兩間臥房，他和克莉斯蒂娜一間，珍妮佛一間，共用一間浴室。我一眼就發現了這間浴室的精采處，雖然裡面設有抽水馬桶，但克里斯多夫笑說：「那是給客人用的。」平常他用的是旁邊三個有蓋桶子——一桶小便用、一桶大便用，最後一桶裡放的是木屑，因為上完大號要鋪上一勺木屑，蓋好。每隔兩天，克里斯多夫就會把這些收集的人糞拿去院子做堆肥。這勾起小時候我在外祖父家的回憶——紅眠床邊的簾子裡放著一個尿桶，外祖父母平常就尿在裡面，滿了就拿出去澆菜。由於尿桶沒蓋，記憶裡房間總有股尿騷味。

「我們其實不需要太大的房子，夠用就好。」克里斯多夫說。嗯，這就是樸門的精神之一。像雪琴一人住那麼一大棟房子，在他眼中就是一種能源的浪費，此外，所有東西都要盡量回收利用，包括人糞。

這房子才買一年，院子仍在施工中，由於都是自己動手，工程進度緩慢。院子裡什麼植物種哪裡，當然都依樸門農藝的原則來安排。現在我也大致會看了：堆肥一定要做，強調多功能的竹子少不了，地面鋪的是厚厚一層地覆物，種的當然是蔬果、藥草和原生植物等。沿著圍籬邊，一排桌子擺滿各種盆栽，則是克里斯多夫的育苗間，他的苗圃就在這裡經營，他說：「以後也可以在這裡上課。」

克里斯多夫打算逐漸將之前在朋友院子設計的「野心花園」轉來這裡，以後還要搭建雞舍養雞和鴨。在樸門農藝裡，雞鴨不但會吃蟲、會生蛋，還會提供糞便肥料，可謂一身是寶。

## 貫徹DIY精神

車庫的一角分隔出一小間給珍妮佛做生質柴油（Biodiesel，將廢油提煉成可用的柴油）的工作室。在樸門農藝強調的省能源原則下，用廢油回收再製的生質柴油當然也是重要一環。簡單來說，樸門農藝就是廢物利用、回收、節約能源、自給自足的生活哲學。

樓下兩間房，本來租給一對夫婦，「沒想到他們卻離婚了。一月還會有人住進來。」克里斯多夫解釋：「我們廚房共用，大家輪流做飯。」嘿，這不就是我學的生態村（eco-village）共食分工嗎?!他繼續解說：以後還要做生態池、中水回收等。克里斯多夫指著一棵小樹，很得意地說：「這棵樹二十年後會長高，可以遮蔭。」「你計劃住二十年？」我驚訝地問。「我不會在這裡住二十年，我的夢想是開個小農場。」是呀！好的環境一旦建立起來，任誰住都一樣，樸門農藝就是用這樣的胸襟看土地、環境與人。一邊走，一邊聽著克里斯多夫的夢想與構想，這正是「樸門農藝之家」的典範呀！

繞一圈，再回到客廳，克里斯多夫讓我看兩年前房子整建前的照片。天啊，那時的房子還真破舊呢！如果是我，我一定不會買，要不然就是全拆了重建。但他們就是有本事，用很低的費用慢慢整修，用時間換取金錢。客廳裡半舊不成套的傢俱，一定也是在舊貨市場買來的。樸門農藝和ＤＩＹ精神在他們身上真是發揮得淋漓盡致！相形之下，我對自己「用錢解決」的生活觀，感到慚愧。

不久，克莉絲蒂娜的父母來了。母親仍操著濃厚的西班牙腔調，很有西班牙人的熱情，不吝於對人的讚美，我很喜歡她！接著又來了一對朋友，帶來紅白葡萄酒。滿滿一桌免不了有火雞、南瓜派等傳統應景食物。克里斯多夫為了貫徹「食物盡量自種或當地採購，盡可能不吃工廠製造出來的量販食物」的生活哲學，聽說，明年的火雞將會是自己養的。「你要自己殺雞？」我驚訝地問，克里斯多夫笑著點頭。這又讓我回想起我小時候母親殺雞的場景，先將一雙翅膀綁在背後，把脖子的毛拔掉後，再劃一刀放血，最後放進滾燙的熱水中，把全身的毛脫光。咦，為什麼樸門農藝常讓我穿越時光隧道、回到從前呢？

我想，我回台灣後也要做個樸門農藝師，有個樸門花園，實踐樸門生活！

## 泰瑞的竹林花園

春風藥舖的同事泰瑞老是聽我提及樸門農藝，便邀我去他家參觀他的庭院。

泰瑞的家位在高速公路旁，是間老建築，非常非常老舊，看到泰瑞設在二樓的工作室，我不得不佩服這些老美的ＤＩＹ精神。泰瑞幾乎是獨立完成設計修建藍圖，才剛完成一樓局部及浴室。聽說浴室就修蓋了將近一年。

泰瑞是個綠手指，後院便是他的天下了。一排竹子長得又高又綠，剛好擋住旁邊的高速公路。他還將洗手、洗澡等中水接管子直接餵養竹子，竹子顯然很喜歡，長得又高又茂密。我坐在竹林下，奇妙的是，聽到的只是沙沙的竹葉聲，幾乎聽不到高速公路上車水馬龍的轟隆聲。我想這就是樸門農藝所強調竹子的妙用。

在院子角落，泰瑞用廢木板箱圍出堆肥區。由於是中醫師，他也實驗種了不少中藥草。所有植物在他的照顧下，都顯得非常蓬勃有生氣。泰瑞雖沒正式學過樸門農藝，但他所做的，絕對符合樸門精神。

## 巡園跟班，實際演練

跟克里斯多夫學了兩學期樸門農藝，現在我最需要的就是實際演練。聽說克里斯多夫手上有幾個需定期維護的樸門花園，為了多看多學，我便要求他讓我當跟班。

這天有三個客戶要整園，第一座園子是他四年前設計的。學了兩學期的樸門農藝沒白費，我馬上看出這花園傳遞出來的樸門訊息。那是一片山坡地，入園小徑鋪滿碎枝葉的地覆物，用來保溼防曬並防寒。小徑的踏石是廢棄的水泥塊。水泥是非常浪費能源的物質，不單是製造過程對環境造成極大污染，使用後的廢棄水泥塊也不能再利用。因此樸門農藝一方面反對人用太多水泥，一方面鼓勵人把被廢棄的大量水泥塊拿來當駁坎和步道，以取代石頭。

除了兩畦用鐵絲圍起來防鹿偷吃的「蔬菜園」外，園子其他部分種的幾乎都是耐乾旱的

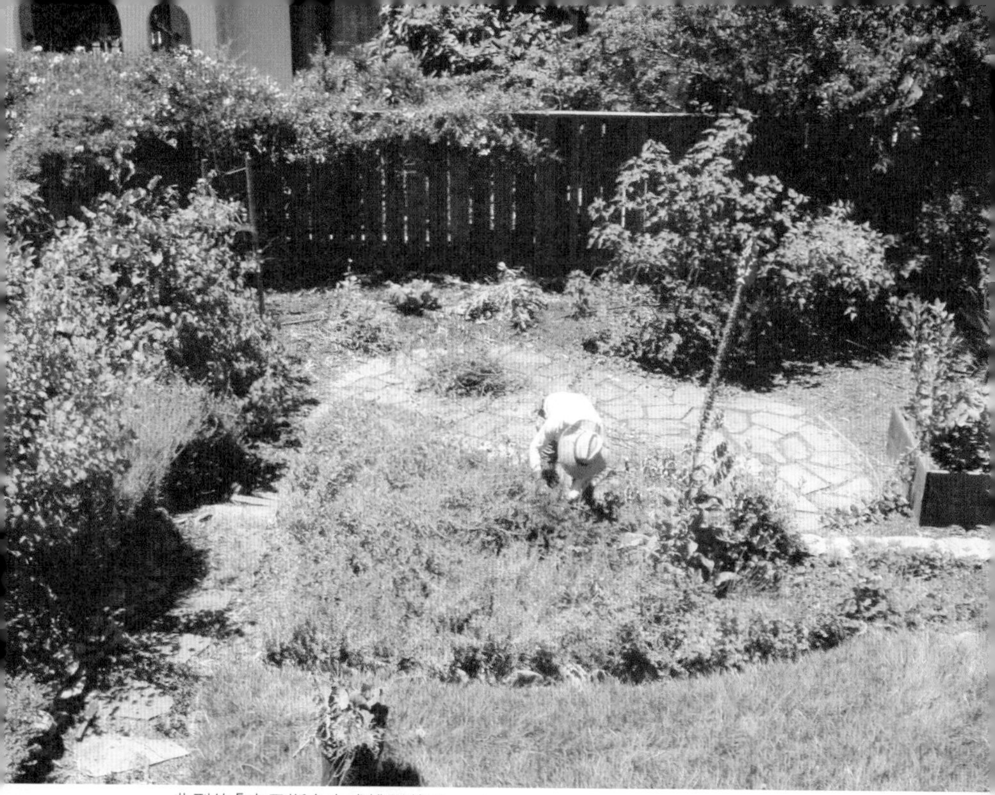

典型的「克里斯多夫式樸門花園」。

原生植物和藥用植物。克里斯多夫興奮地指著鄰居的地盤說：「看，這是很好的對照！隔壁大片坡地幾乎一片枯黃，是很典型加州夏天金黃景色，馬上對照出樸門農藝所創造的茂綠。」除了蔬菜區，其他地面全用地覆物來保溼，幾乎不用灌溉系統。克里斯多夫是個非常務實的樸門花園設計者，除了種可食用、藥用或原生植物外，整個園子的動線規劃也十分流暢。

這天主要工作是在蔬菜區底下鋪上一層防地鼠的鐵絲網。在這裡，鹿和地鼠是植物的兩大「天敵」。然後再種上這一季的蔬菜苗。

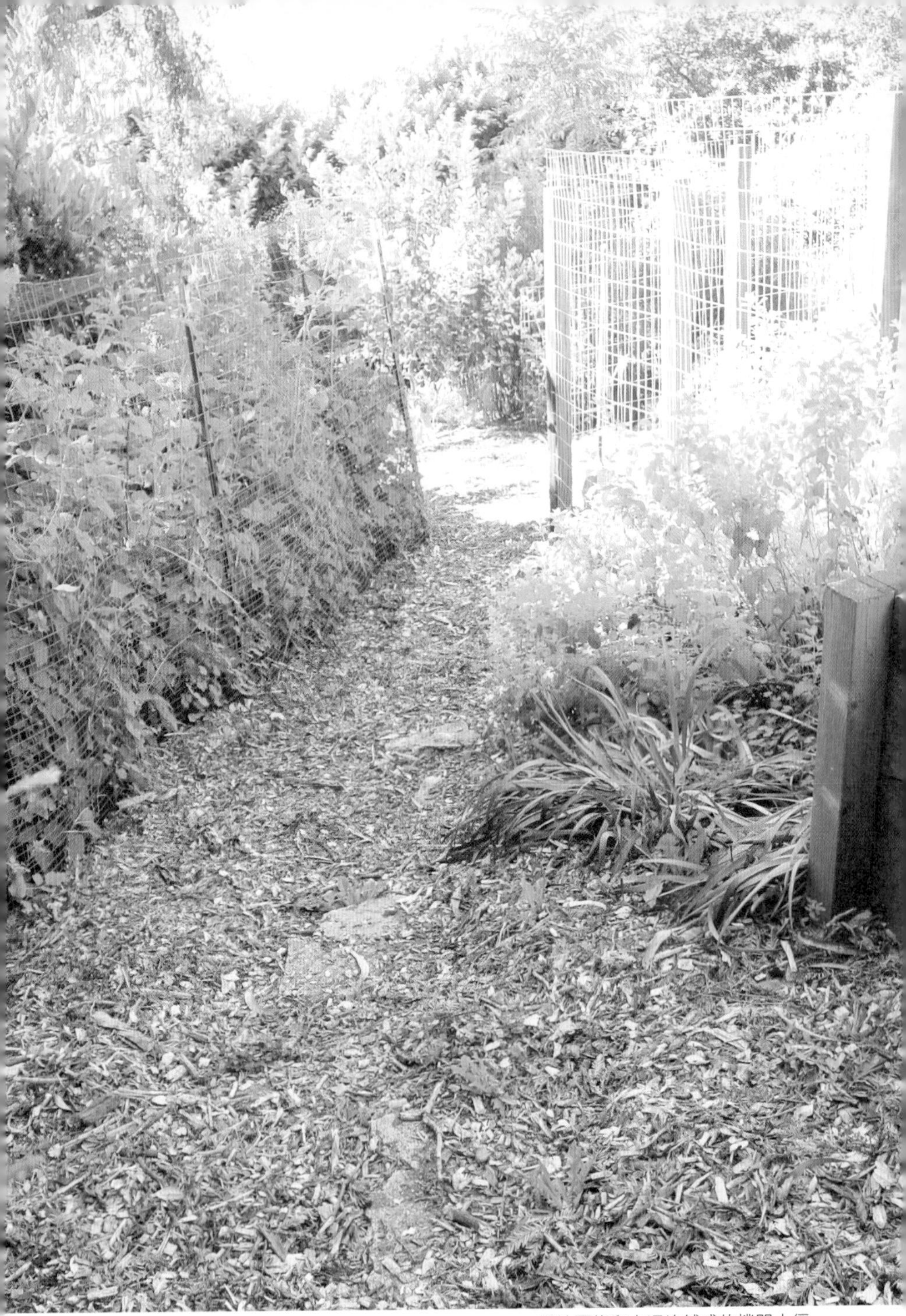

用地覆物和水泥塊鋪成的樸門小徑。

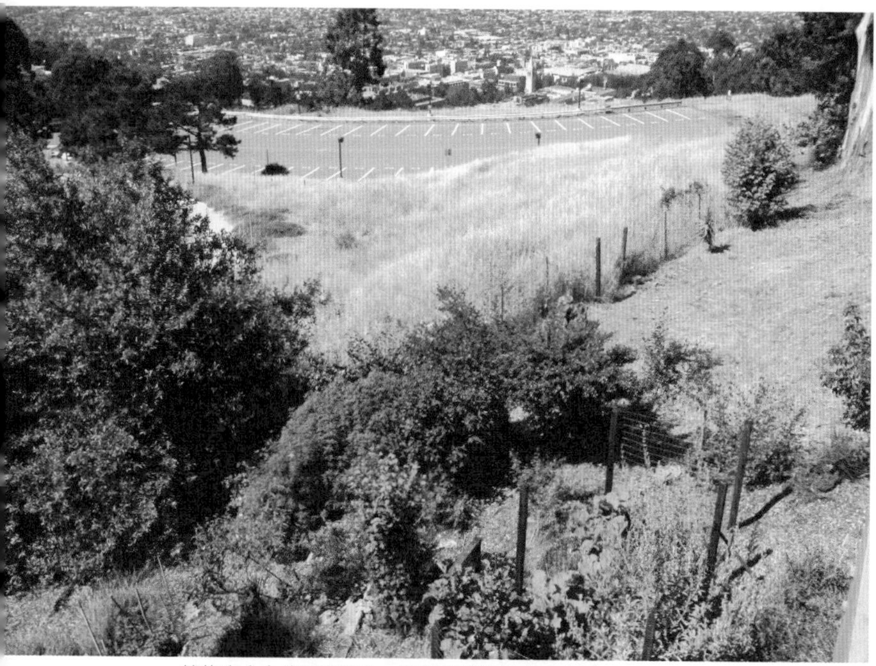

植物生命力的強烈對比，顯現出樸門的驚人力量。

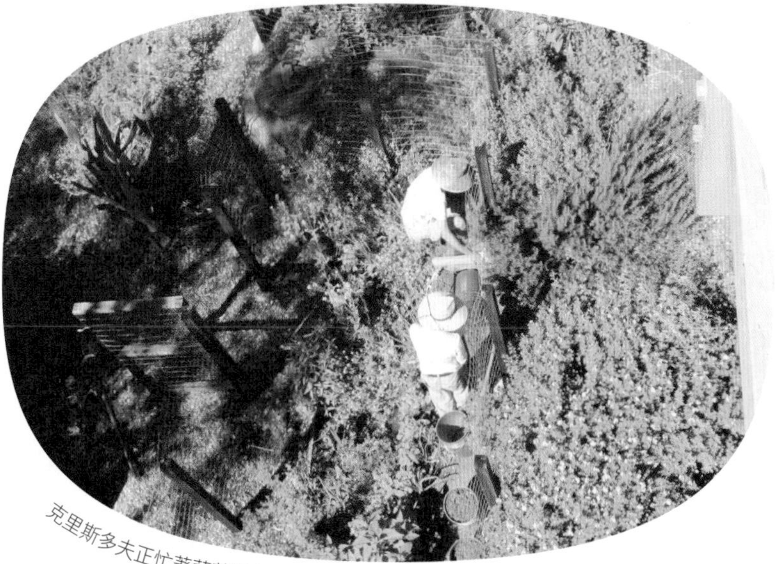

克里斯多夫正忙著蔬菜園外圍的鐵絲網。

第二個花園不是克里斯多夫設計的，所以只幫忙做維護。當他教我辨識園裡的野草和原生植物時，我發現他偷偷地種了不少原生植物。他靦腆地笑笑：「希望以後原生植物會逐漸取代這些外來種，這樣就不需要我來當園丁了。」

這家花園保持了一小片草坪，這是克里斯多夫最痛恨的，在他眼中，草坪不只無用，還得浪費大量水來維護。「我告訴他們，我不做草坪維護。」這園丁還真性格，主人居然也同意，割草工作便落在男主人自己身上。

第三家，不用說，又是一個「克里斯多夫式樸門花園」。小小面積，塞得滿滿的原生植物，一般人也許會覺得這園子雜草叢生，在在挑戰人對花園既有的美感和欣賞力！

基本上，每個花園都得花兩三個鐘頭整理，我們就這樣從早上九點半做到下午五點，整整一天，我也更加確定了樸門的過人之處。

看著務實的克里斯多夫，想到他曾說他的夢想是要經營一片樸門農場。我想，與其說他是園藝師，也許更接近農夫吧！

## 都市農莊

柏克萊有個養羊、雞、鴨的地方，叫做「綠仙子」（Greenfairy），據說，是個小有名氣的同性戀聚會場所。莎拉跟我說是有不少同性戀者，但更多人是來參觀所謂的樸門「都市農莊」（Urban Farm）。

我們到達時接近八點，屋內已經有不少人在用餐聊天。其中一位屋主（裡面住了五人）正介紹著他養的各種動物：五隻羊、一群雞、一群鴨，兩隻兔子，和一群鴿子。羊會吃草、提供羊奶，還可做乳酪；雞鴨可清除園中的蟲，蛋、肉都可吃；兔子的糞便是很好的堆肥；鴿子呢？「養來吃。」屋主說。

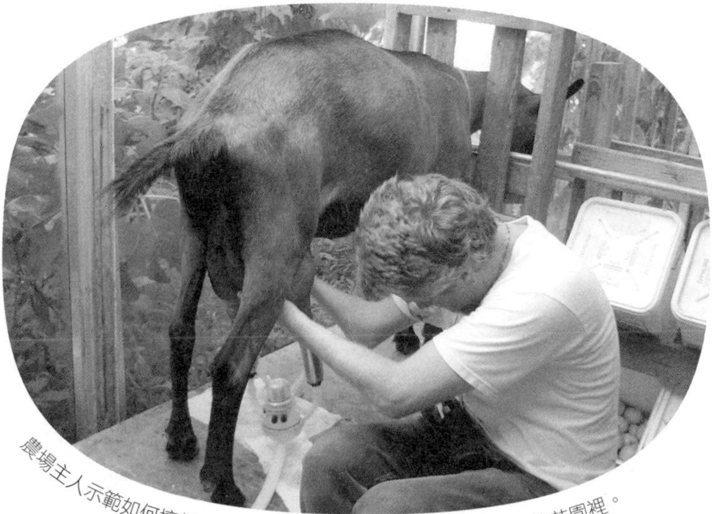

農場主人示範如何擠羊奶。很難想像，這個場景就發生在都市的花園裡。

一畦一畦的蔬菜，有人問起大概有多少種。「大概有上百種吧！」另一位屋主說。看看他們的規劃，有一半空間拿來養動物，另一半就養植物。呵呵，有葷有素。

讓我很佩服的是，即使身在都會，他們盡量保持「自給自足」的生活。整個院子足以供應五個人食物，多出來的羊奶和羊乳酪有時還能出售。當然，樸門農藝一定免不了有中水回收和廁所堆肥！看到「都市農莊」可以做到這樣的規模呀，挺令人振奮的！

## 生質柴油工作坊

將用過的食用廢油提煉成柴油？聽起來很迷人吧！

想想看，我們每天倒掉多少油，尤其像麥當勞這種大量油炸的連鎖速食店？如果食用油可轉換成柴油，就可以不用那麼依賴石油，又不造成空氣污染。研究數據顯示，燃燒一噸的石化燃料，會釋放三噸的二氧化碳進入大氣中。然而生質柴油卻幾乎不會產生二氧化碳，所以不會對碳循環有任何負面衝擊。可見推廣使用生質柴油是減緩全球暖化的一個很好的出路喔！

徹底執行環保的克里斯多夫，開的就是使用生質柴油的車。我聞過他車子排出來的煙，簡直就像煎過的法國土司，很香！但為什麼不易推動呢？我的好奇心再度燃起，從生態中心的電子報中得知有個工作坊在教做生質柴油，便報了名。仔細一看地址，這不是克里斯多夫的家嗎？哈哈，原來教做生質柴油的老師就是克里斯多夫的室友珍妮佛。這世界還真小，碰來碰去就是這些人。

上回去克里斯多夫的家時，便看到珍妮佛利用車庫分隔出的小空間當作生質柴油的製作工廠，那也就是教學示範場。瞧了瞧車庫裡的設備，嗯，看起來製造生質柴油需要的器材很簡單，需要的空間也不大。

工作坊有十來位報名，但只來了五位：一位是加大柏克萊分校的機械博士生、一位是高中生（這麼小就這麼有環保概念?!）、一位環保音樂家（用環保為題材做曲。上完課後，他一直說要幫生質柴油做個曲。題外話，他長得真是好看！），還有一位不清楚背景。除了我以外，都是帥哥。

珍妮佛在車庫前擺了一張桌子，放上所有材料，並取了兩種收集來的食用廢油。她一邊解釋，一邊要我們照著做：先用石蕊試紙測廢油的酸度，然後決定加多少量的氫氧化鈉進行酸鹼中和。接著加入定量的甲醇，和量好比例的氫氧化鈉，充分攪拌。待沈澱後，再將生質柴油和底下的甘油分離開來。最後一道手續是「水洗」，利用發泡石打氣機將水和生質柴油分離開來。

道理很簡單，器材也很簡單，都是珍妮佛自己組裝的。我對這個子小小的女孩，不禁要刮目相看了。不過要能用生質柴油，前提是車子引擎一定要是柴油引擎。

工作坊從早上十點進行到下午四點。結束時，大家幾乎都買兩、三桶油回去。原來這些人都已經是生質柴油的支持愛用者。

我暗自一算：一整天的工作坊，每人收五到十美元，雖然賣掉幾桶生質柴油，但還是不夠呀！我真懷疑珍妮佛日子怎麼過的。私下問了克里斯多夫才知道，雖然生質柴油是她的志業，但並不足以維持她的生活開銷，她仍需靠電腦工作賺錢。

不過，聽說已有團體爭取在柏克萊開第一家生質柴油加油站，只是政府遲遲不肯讓生質柴油正常上路。我想官商勾結、財力雄厚的石油公司才是真正的阻力吧？

回到家，上網看到一則消息：一位日本女孩正在香港推動生質柴油！給我很大刺激——

香港能，我們沒有理由不能！尤其是政府將在二〇〇四年開放柴油引擎車進口。生質柴油一定有用武之地的！

## 種子和花的盛會

克里斯多夫在柏克萊生態中心附設了「灣區種子交換庫」，簡稱「BASIL」，鼓吹大家採收保存自家種的植物種子，不論是蔬菜、藥草或果樹，甚至山上採的原生植物。這麼做一方面可以保存植物的基因多樣性，一方面為的是對抗強大的商業化、工業化的跨國種子公司。

為了商業化及快速大量收穫，這些種子公司只販賣基因改良過、容易種的植物，而這些種子通常不穩定，到第二代就長不好或不好吃，逼得農民每年得花很多錢跟種子公司購買種子。更嚴重的是，只種一代性的植物，會使植物品種愈來愈單一。因此，一群有心人發動「種子保存與交換」，鼓勵大家採收種子並互相交換栽種，讓各種植物都有機會生長。

設在柏克萊生態中心角落的交換庫，說穿了就是兩個櫃子：一個架上擺滿瓶瓶罐罐的各式種子，另一個抽屜中塞滿一袋袋的種子，再加上旁邊一疊歡迎入會的報名單，有興趣的人都可以帶著自己的種子來交換，或來拿些種子回去種，下次採收時再拿回來放和交換。

這個團體每年舉辦一次種子交換大會，今年已是第五年了。

生態中心打烊後，大會登場，兩張長桌子，一個放食物給大家分享、一個放滿大家帶來的種子。這裡的每樣種子都被寫上標籤，註明植物名、產地和收集時間。而另一間會議室桌上放的則是由廠商提供或淘汰的種子。

克里斯多夫是活動主持人，在會場裡忙著佈置。人陸續進來，我看到不少樸門課的同學，其中不少人和我一樣，是第一次來。為了活絡氣氛，克里斯多夫還安排幾位朋友現場演奏。大家一邊吃東西，一邊圍看著各式種子。

大會開始，克里斯多夫說明ＢＡＳＩＬ的成立緣起、用意和交換方法，並宣布以後的接捧人。為了推廣樸門農藝，這幾年他花很多時間做義工，像這個ＢＡＳＩＬ，還有好些個社區花園，例如：流浪漢花園、學校菜園等，他一直希望能開更多課，做更多教學工作。聽說明年學校可能會開樸門進階班。我笑說：「到時候我再從台灣回來修。」

由於我這學期結束後，即將束裝回台，不能再種東西，即使手癢難耐，什麼也沒拿。

## 花藝和園藝展

每年一次的舊金山花藝和園藝展（S.F. Flower & Garden Show）已經舉辦了十來年，之前便耳聞規模很大，剛好我修的兩堂課——「樸門農藝」和「園藝治療」都設有說明攤位，我當然很樂意擔任義工，換取免費入場資格。今年是樸門農藝第一次被邀請去佈置、展示樸門花園，克里斯多夫高興地扛下這個重責，他說：「這是推廣宣傳的好時機！」

會場叫「牛皇宮」（Cow Palace），顧名思義，原來是拍賣牛隻的場所，由此可知場地有多大了。為了有充分時間觀賞，我兩點多就到了。會場中心的庭園造景是重頭戲，由各家園藝公司聘請景觀設計師精心設計，果然是五花八門！大家都使出渾身解數，有日本禪園、中國山水、中東式花園、瀑布花園等，又是巨石，又是大樹、巨竹的，看得我眼花撩亂。同行的史考特突然有些意興闌珊地說：「看多大自然的景色，這些就不算什麼了！」而我這外國人看到的是，園藝在這裡的確是一項重要的工業經濟，可以感受到那市場的龐大！

圍繞展示中心的是一區區的販賣攤位，一區全是賣盆栽，另一區則是賣周邊產品，熱鬧極了。還有一區則正在舉辦學童的佈置比賽，讓小孩在沙盤上佈置各種迷你花園。大部分的學童都佈置得溫馨可愛，但居然有一位學童擺上軍人戰車模型，花園成了一片荒蕪沙場，只剩幾棵枯樹。

美國園藝治療學會的攤位設在「教育區」，在最裡面的展示區，我們一眼就看到克里斯多夫和七八位義工忙著將代表樸門農藝基本理念的原生植物、中水利用、蚯蚓堆肥等元素，塞進約兩塊榻榻米大的小小展示花園裡。令我印象深刻的是，有位樸門藝術家用柳條編成一張椅子，他說：「這些柳條

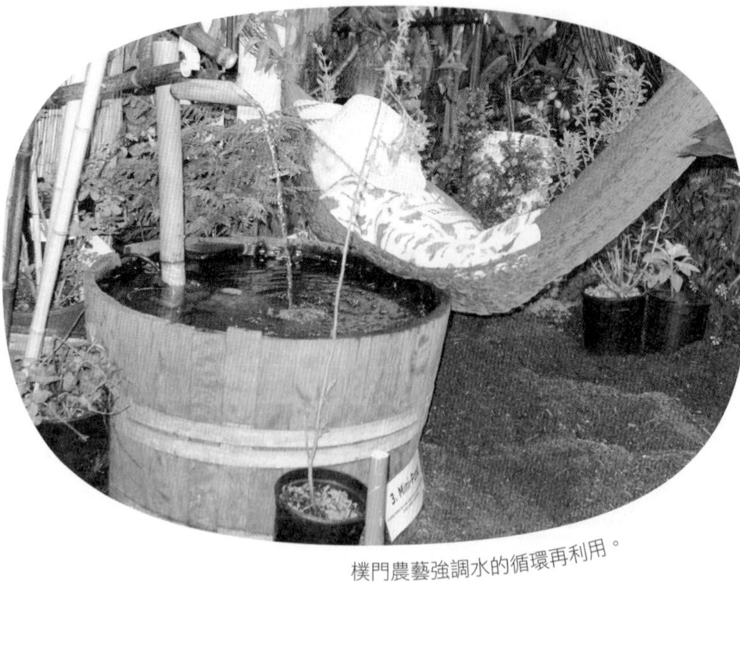


樸門農藝強調水的循環再利用。

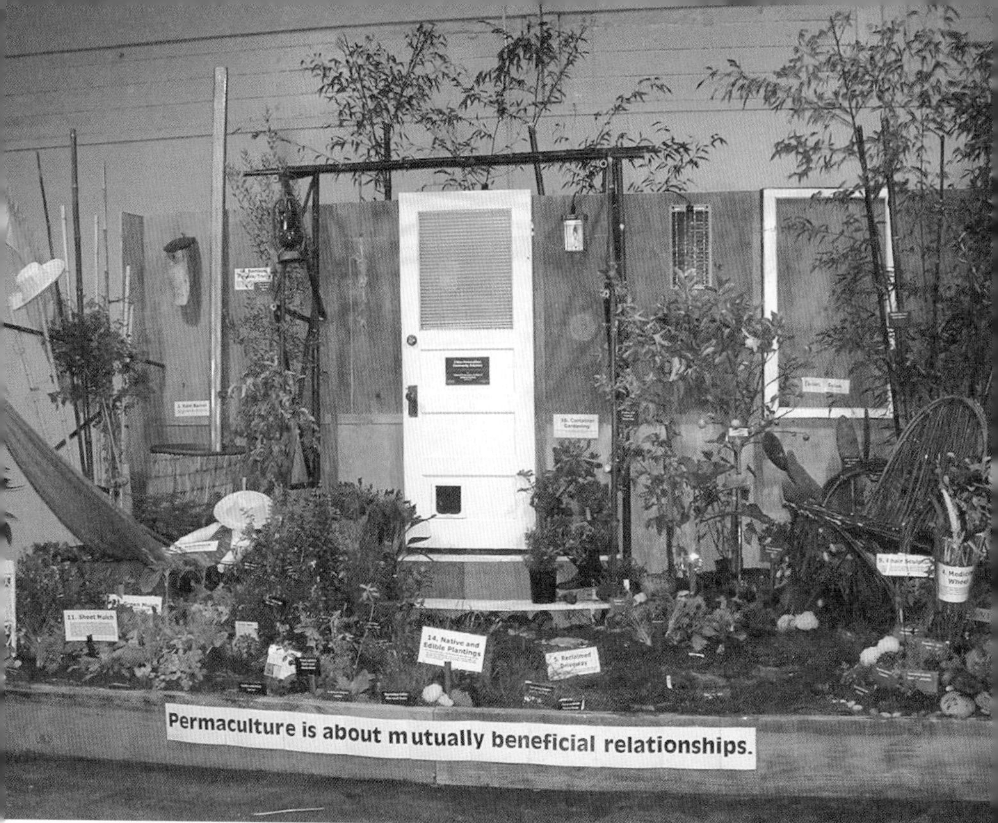


樸門農藝的展示攤位，麻雀雖小，五臟俱全！高床下方寫著：樸門農藝就是互利的關係。

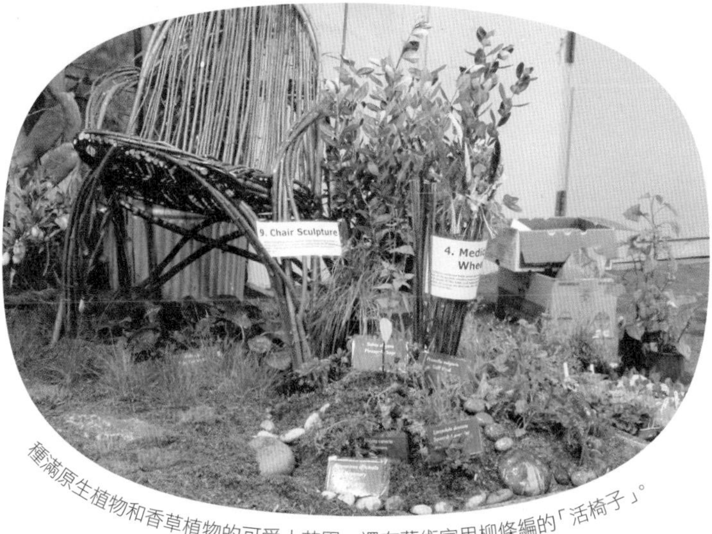


種滿原生植物和香草植物的可愛小花園，還有藝術家用柳條編的「活椅子」。

是活的，放在地上，會發根、長葉喔！」本來克里斯多夫還想利用更多廢棄物，可是有同伴反對說：「來這裡看的人大多是中產階級，不要讓他們感覺樸門農藝是屬於窮人的。」而為了符合觀眾口味，植物也都被修得稍整齊些。

這裡的攤位全是公益團體，因此人少很多，等了四小時，也沒見多少人過來。不過，聽說週末就不同了，人潮會將這個大會場擠爆！

## 農業之根展覽會

由永續農業教育（Sustainable Agriculture Education，SAGE）主辦的「農業之根展覽會」，主題是：永續農業教育。美麗特社區大學有個攤位，而克里斯多夫也為樸門農藝設另一個攤位，便要所有同學一起來當解說員。

早上九點，會場已擺設了將近十個攤位。除了有針對灣區三大郡解釋各自農業狀況和地理環境的攤位，還有農夫市場擺出各地的有機特產。主辦單位特別招待了全區四五年級以上的小學生。最引起小朋友興趣的是一個圍著幾隻羊的攤位，工作人員向大家解釋羊對環境的

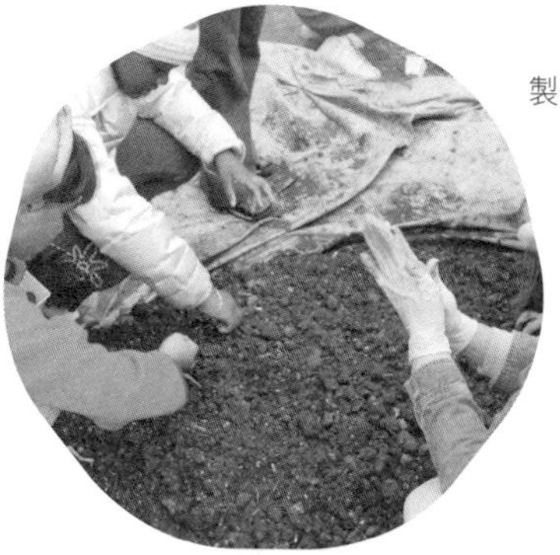

製作種子球。

貢獻——提供羊乳、羊毛，還會「除草」。

而我們的樸門農藝攤位可就熱鬧了，共分四大主題：

1.克里斯多夫從家裡帶來一箱蚯蚓堆肥，談蚯蚓如何將家庭廚餘製成有機堆肥。

2.由不同的蔬菜、原生植物和藥用植物盆栽，來談植物和食物的關係。

3.家裡的母雞。猜猜母雞和環境有什麼關係？除了大家熟悉的蛋、肉可吃外，牠們還會吃園裡的蟲，雞糞又是很好的肥料。所以母雞在樸門農藝裡，可扮演著很重要的角色。

4.場外還教學生做「種子球」（seed ball）：用黏土包住原生植物、蔬果種子，等它乾透後，直接丟撒到土地上。黏土保護著種子，以免被動物吃掉，等到一場雨水溶化黏土，種子落土後就會發芽。

學生一班一班的來，每個攤位解說員都努力在最短時間內，將他們的理念淺顯易懂地說給學生聽。

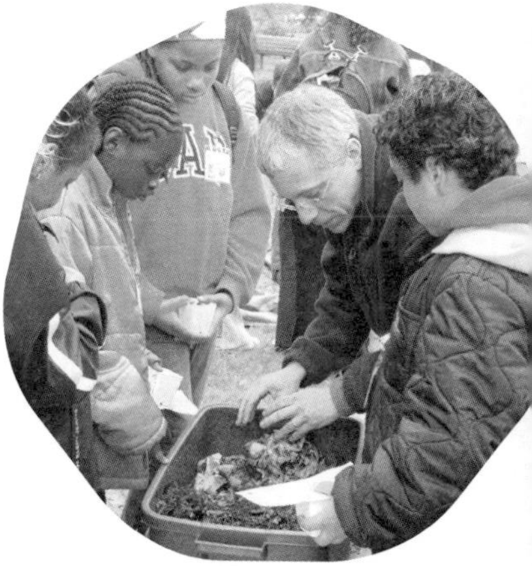

蚯蚓堆肥。

將整個會場主題串起來，可明顯看出主辦單位的用心，因為在地化、有機化、農夫市場的自產自銷化等，這些都是「永續農業」的根本精神！

## 友善花園之旅

每到春天，就會看到各處舉辦「賞花、賣花」活動。今年在「原生植物」老師的推薦下，我報名了阿拉美達郡（Alameda County）兩個單位——「廢棄物處理局」（Waste Management Authority）和「資源減量和回收委員會」（Source Reduction and Recycling Board）舉辦的「友善花園之旅」，這裡所謂的友善，指的是對環境好、不破壞環境。

或許有人會質疑：「花園」怎麼會破壞環境呢？種花種草應該是美化環境呀！那可不盡然，首先，如果你使用化肥過量，或不當噴灑殺蟲劑，這些都會隨下水道流入灣內，造成海灣污染。想想看這裡幾乎家家都有花園，那用量匯流起來可是很驚人的。再來，如果選種需水量多的植物，例如人見人愛的草坪，對夏天乾旱的加州，更是雪上加霜。

因此，環保人士努力呼籲大家栽培有機花園，也就是不用化肥和殺蟲劑，並種植耐旱植

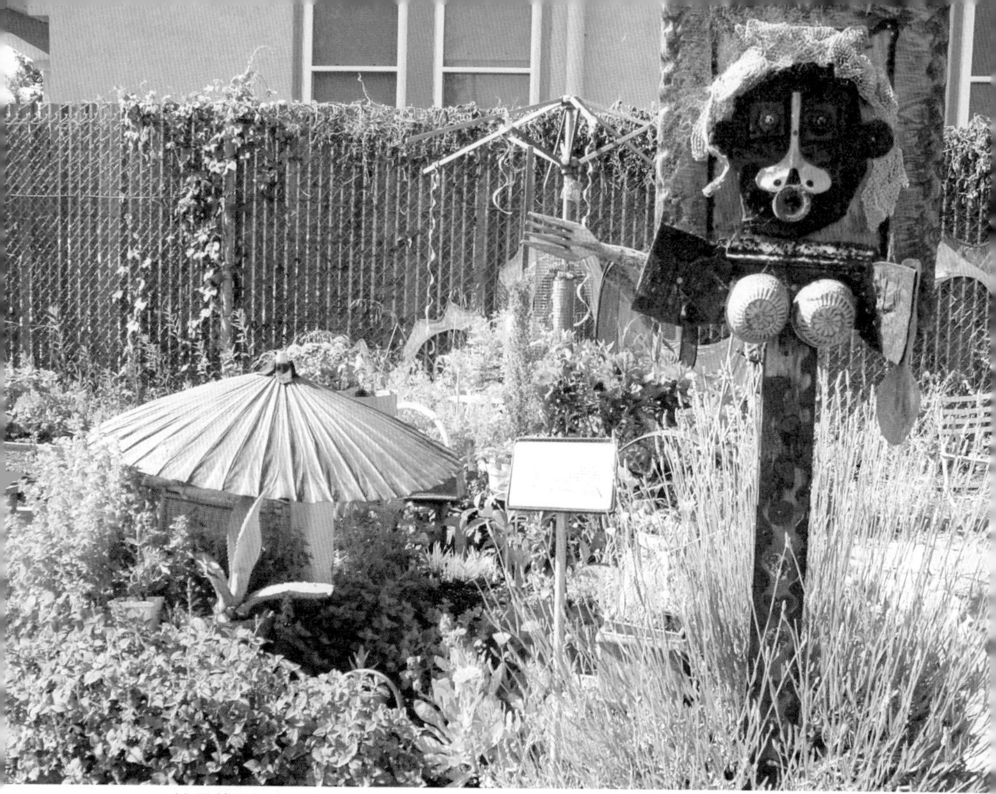

社區花園裡展示著參與者的作品。

物，特別是適應乾旱環境的加州原生植物。前面我說過克里斯多夫曾找來一位怪腳園丁來上課，介紹他如何將自家花園設計成「原生植物花園」，從此不用澆水施肥。那次聽過他的課後，我就一直很好奇。一聽說他的花園也被列入「友善花園」之一，當然早早報了名。

灣區總共三十家入選，基本條件是：無化肥無農藥的花園，有些標榜全面「原生植物」，有些主題是「兒童花園」，最長的園齡甚至高達四十五年。開放時間從早上十點到下午五點，分散在整個灣區，可以自行安排行程，每站有義工或屋主自行導覽。

我的最佳車友史考特說他也有興趣，我樂得找司機同行，省下不少找路的時間。十點，我們準時到達第一家「佩拉塔社區花園」（Peralta Community Garden）。先聽了一場演講，講題是「美國印地安人如何使用原生植物」，接著由社區居民導覽解說。因為我曾看過將這個社區花園建設過程拍攝下來的紀錄片，這次可說是慕名而來。原來，花園的地屬於灣區捷運公司，捷運從這裡鑽入地下，因此每數分鐘就會聽到捷運呼嘯而過，講解者總是耐心等它過去。數年前，由一位社區建築師發起，以一美元向捷運公司承租荒地，經他設計、帶領居民一起將它建成「社區花園」，如今已成為社區花園的模範樣板。社區花園規劃成好幾塊，由居民設計與管理，風格十分多樣。環顧四週時赫然發現紀錄片中那位社區建築師也在人群裡聆聽，我過去表示致意。

第二家是有四十五年歷史的花園，蓋在山坡地，主人先是種上兩棵紅檜，製造出蔭涼環境，樹下整片石牆便得以供蕨類等耐陰植物生長。順著山牆緩緩走上去，路一轉，出現了一道小瀑布。四十五年真不是蓋的！這裡號稱種植了兩百種本土植物，還利用堆肥、省水澆花系統等，最主要是，每棵植物都活得很快樂。

第三家就是怪腳園丁的家了。不大的花園裡全種上原生植物（左圖），真的完完全全不

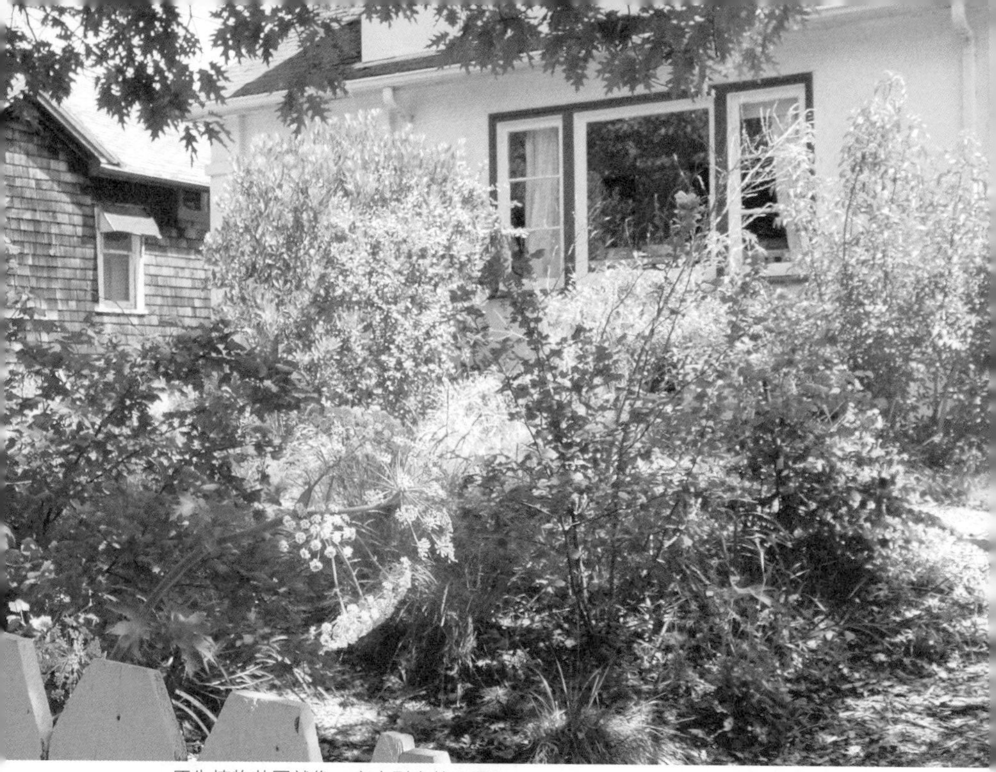

原生植物花園就像一座小型自然公園。

用澆水！看過去，確實感覺到整個環境的「乾旱」，有個訪客說：「真像走在自然公園裡。」我實在很佩服他百分百的實踐力，即使十分挑戰一般人對所謂「花園」的審美觀，畢竟它沒有一般花園的繽紛、整齊和綠化！史考特笑說：「要說服客戶蓋這樣的花園，不容易！這種花園大概只能存活在柏克萊這種開放的地方。」

第四家是「兒童花園」（Children's Garden）。女主人挺著大肚子解釋她的理念：「我是位園丁，也是媽媽……」她在屋前種上不太需要照顧的原生植物，全心全力照顧後面的兒童花園。不大的花園裡，她設計了好幾個兒童可以躲藏的空間，有一個用梯子搭起來的南瓜棚（南瓜才剛種下，未來結實的瓜果正好可垂落在階梯上）；還有一個用去年的向日葵莖搭起來的番茄架，而另一個角落又開始栽種今年的向日葵了。這位媽媽還用剪下來的樹枝和蚊帳搭了一間小屋，讓小朋友當遊戲基地。女主人一邊忙著解說，她的小孩就在一邊自在地玩，成了最好的示範。

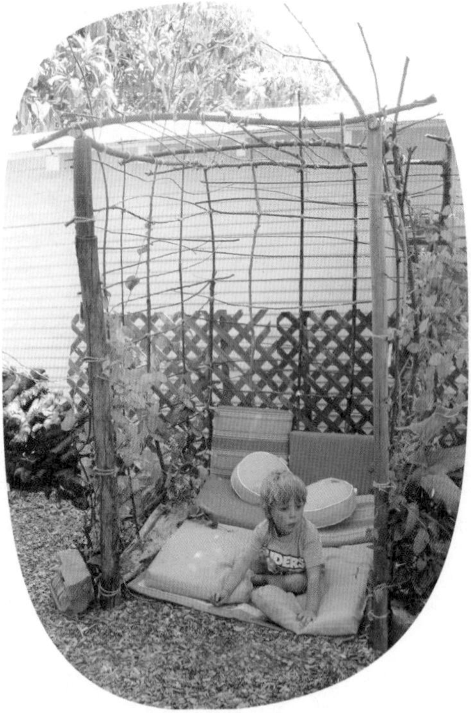

這一陣子參與林林種種的活動，我簡直是大開眼界。之前只是將樸門農藝界定在園藝和生態環境層面上，現在才了解它不只是一種「方法」或「手段」，更是一種「生活哲學」，一種「生活形態」，每個人都可以從他擅長的、專業的那一面切入並實踐，我被樸門的能量深深吸引！

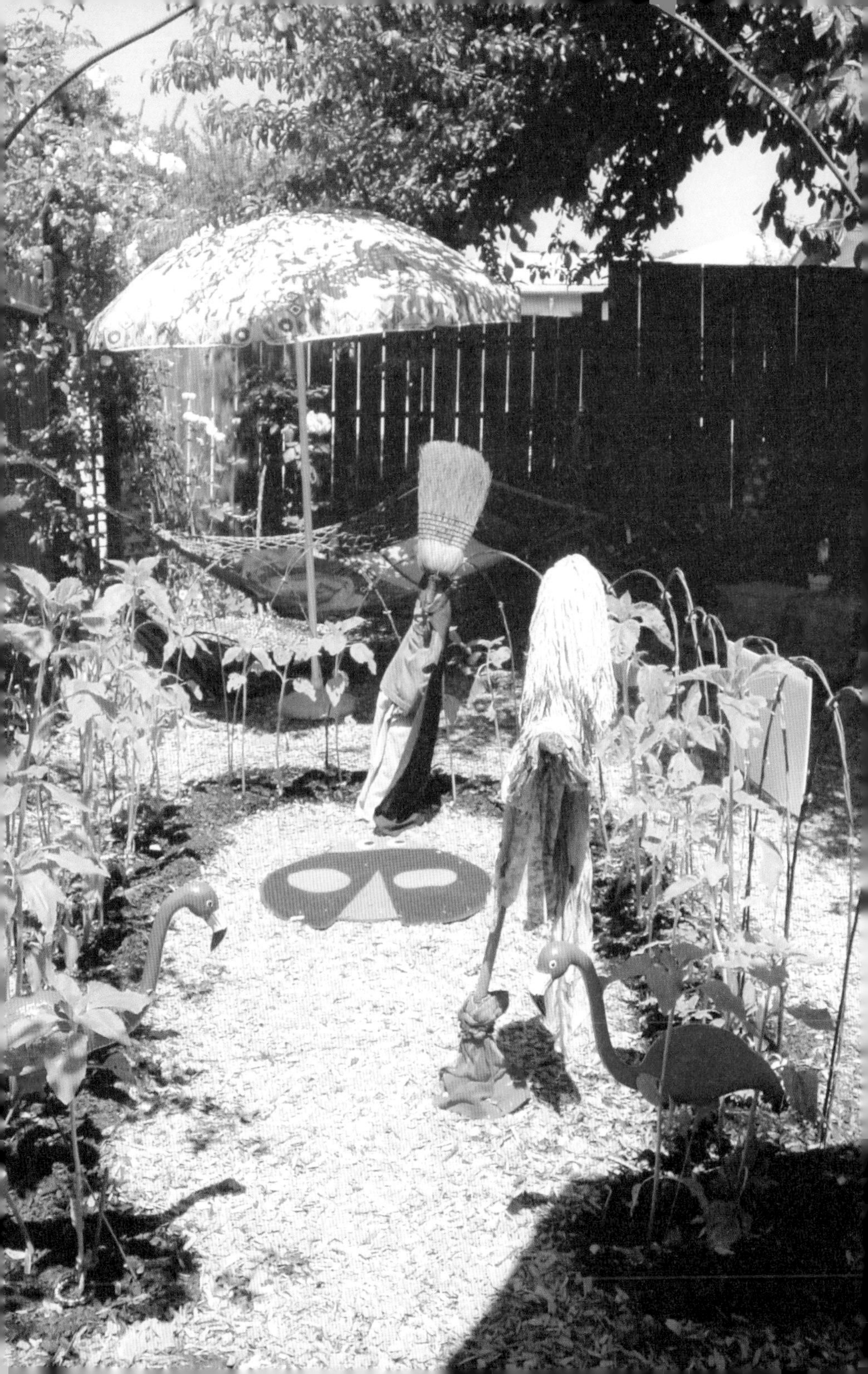

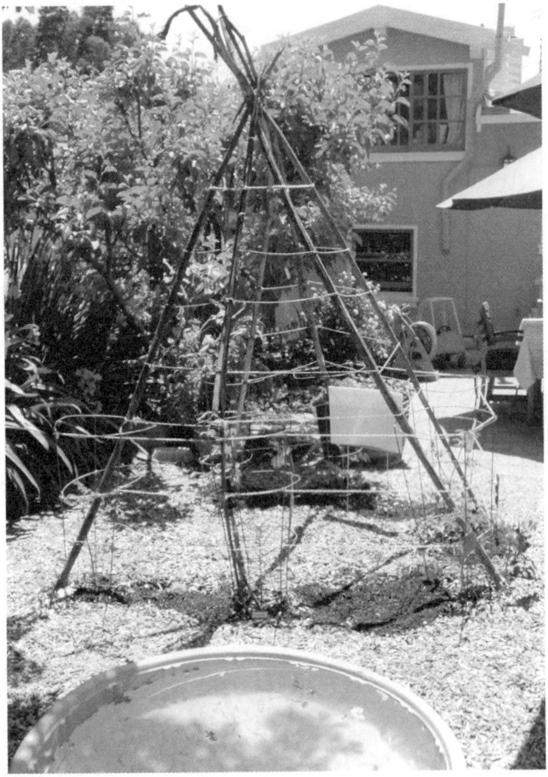
向日葵莖搭的番茄架。

# 走進園藝治療的世界

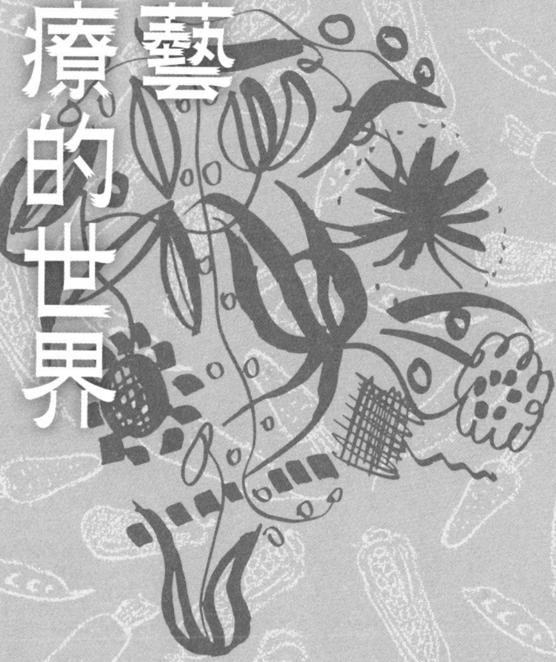

和藝術、音樂、舞蹈治療等另類療法相較，園藝治療的最大特色就在它運用的媒介——植物——是個生命體，在照顧植物的過程中，會一直感覺到生命的變化：發新芽、長新葉、花開、花落，生生不息。當我們感覺到有個生命需要照顧、呵護的時候，相對的便能夠增加對自我的肯定。

## 遇見園藝治療

在學校選課單上，第一次看到「園藝治療」（Horticulture Therapy）這個名詞。我聽過音樂、藝術、舞蹈治療，還沒聽過「園藝治療」。問了幾位春風藥舖同事，他們還反問我：「是治療植物嗎？」可見這個領域仍相當新呢！所以一聽到學校舉辦一場「園藝治療說明會」，我便報名參加了。

主講者是園藝治療師凱倫（Karen），約五十來歲，說話十分輕柔，很可親。透過她的說明，才了解「園藝治療」就是用「園藝」來「治療」人，教科書上對「園藝治療」的完整定義是：「透過園藝治療師的設計與指導，利用花、果、蔬菜和香草等植物的栽種與花藝等活動，增進人在社會、心理、生理和智能等機能。」也就是利用種植和製作與植物有關的園藝活動來改善人的身、心、靈狀況。服務對象非常廣泛，包括：監獄犯、老人、智障者、精神疾病患者、罪犯和藥癮者、小孩、坐輪椅等行動不便者，甚至還可以幫助受創的家暴婦女。園藝治療師可以任職於醫院、老人安養院、啟智學校、勒戒所、監獄等地方，利用園藝活動來治療身、心及社會層面的不適應者，兒童也可被納進服務對象，結合學校運用植物進行生命教育。簡言之，園藝治療可以是身體的復健，可以是精神的安撫，更可以是一種生命教育。

和藝術、音樂、舞蹈治療等另類療法相較，園藝治療的最大特色就在它運用的媒介——植物——是個生命體，在照顧植物的過程中，會一直感覺到生命的變化：發新芽、長新葉、花開、花落，生生不息。當我們感覺到有個生命需要照顧、呵護的時候，相對的便能夠增加對自我的肯定。

論起園藝治療的歷史，可推溯到古埃及，那時的治療師就知道一個如花園般平靜而無威脅感的環境，對於有精神困擾的病患具有平緩的治療作用。到了十九世紀初，美國費城一位醫學教授班傑明・羅許（Benjamin Rush）將園藝正式運用在專業臨床治療上，也為心理疾病打開了一扇走出戶外的門。

第一次世界大戰和第二次世界大戰，則是園藝治療的轉捩點。面對戰後大量的傷兵，美國政府大力將園藝治療用在肢體障礙者，大大擴展了它的領域。到了一九六〇年代的越戰時期，園藝治療的運用達到高峰，造福許多身心受創、無法重新適應社會的退伍軍人。

一九七三年美國成立園藝治療協會，因應社會的大量需求，進行教育與推廣。目前全美有數百位園藝治療師在醫院、復健中心、社區中心、學校等地方服務。

除了美國，加拿大、英國、德國等國也相繼成立協會，在各領域蓬勃地展開園藝治療，亞洲地區的日本、韓國、香港等地也陸續跟進，成立相關組織。至於台灣，我從網路上只發現零星出現「園藝治療」的字眼，似乎仍未有組織成立。

## 園藝治療師的認證學分

美麗特社區大學的景觀科系裡，設有一年的園藝治療師認證課程，必修的課程有園藝學（Intro to Horticulture，3學分）、栽培學（Plant Propagation，3學分）、園藝治療入門（Introduction to Horticultural Therapy，3學分）、園藝工藝（Horticulture Handicrafts，1學分）、適應性園藝（Adaptive Horticulture，2學分）、特殊族群園藝（Horticulture for Special Populations，3學分）等。選修課則有療癒景觀設計（Therapeutic Landscape Design）、景觀設計（Landscape Design）、植物術語（Plants Terminology）、食用景觀（Edible Landscape）和

實習（Cooperative Work Experience）等等，共得修滿十七個學分。

先聊聊「園藝治療入門」課。小班制，大約有十來位同學，有小學老師、針灸師、園藝師等，當然還有像我這種和園藝還完全沒沾上邊的。十多位同學中有兩位日本人，一位志在取得認證，已修得大部分學分；另一位叫陽子，和我一樣才要開始。

十幾位同學就有兩位日本人，比例甚高，我很好奇園藝治療在日本的狀況，上網一查，哇！從南方九州到北邊的北海道都成立了協會或學會，似乎全國都在推動呢。我詢問一位日本朋友原，她回信說：「園藝療法在日本已形成風潮！」不論是文化背景或生活習性，日本都和我們相近，也許可從他們身上獲取經驗，我想。

陽子和我很談得來。隨著先生工作來美的她個子小小的，因小時候曾隨父親住過英國，英文相當不錯。很開朗，笑口常開，她說：「父親就是希望我是個陽光女孩，才取名『陽子』的。」她的父親在台灣出生，她曾去過台灣一次，卻碰上颱風，「只對台北的大飯店有印象。」先生也因出差去過台灣，學過中文，還差一點被派去台灣。她笑說：「先生每次從台灣出差回來，我都可以在他口袋找出好幾個詭異的緋紅色火柴盒。」我想，先生被派到美國，她可能鬆一口氣吧！

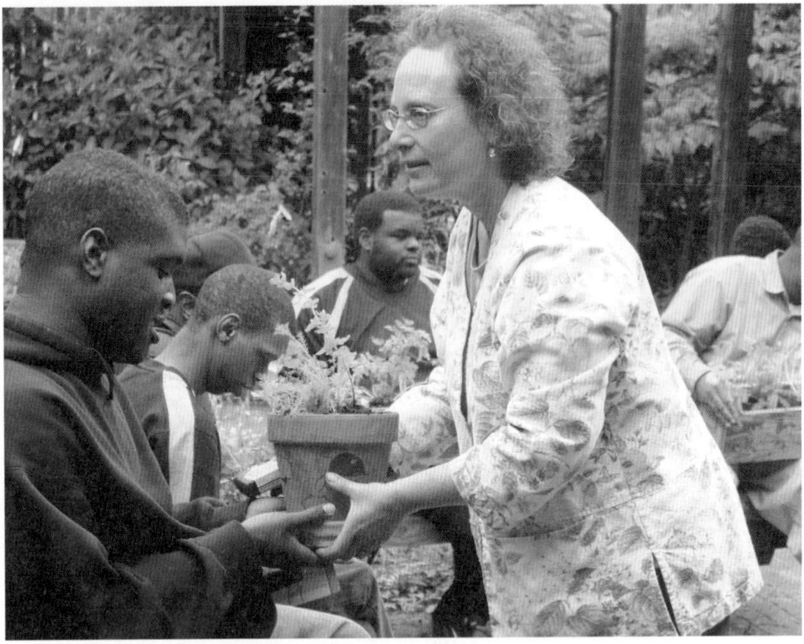
和善、溫柔的凱倫——我的園藝治療老師。

陽子在數年前也曾被公司派來美國受訓，聊起那種人在異鄉的想家感覺，她很能感同身受。她也是因為喜歡園藝而接觸園藝治療，「以後回國也許會轉行。」她開心地笑說。

至於我的園藝治療老師凱倫，她除了在美麗特社區大學開園藝治療認證課程以外，並在另一所ＤＶ社區大學（Diablo Valley）設計並經營無障礙花園（Enabling Garden），那是專為智障生設計園藝治療及園藝職能的訓練課程。

凱倫很會寫企劃書找資源，ＤＶ社大的苗栽、溫室等都是她去要來的。她笑說：「我擅長的是這種小額小款的企劃書。」跟著她，我累積了好些實習經驗。也是在她鼓勵下，我才取得了園藝治療師執照，決定回台來實踐與服務。

園藝治療入門課雖說是「入門」，可也好忙，除了上課，還要忙著參觀醫院、老人院、社區花園、腦性麻痺中心等。參觀了這麼多機構的心得是：有些機構的原設計構思很好，但因為維護得不好，使用效果便大打折扣。我想，花園不管是為何目的而設計，日後的維護是很重要的，一個了無生氣、枯萎的花園是絕沒辦法做「治療」的。

突然一個念頭：如果將省水省力的樸門農藝運用在園藝治療的花園呢？

## 舊金山園藝治療年會

學期中，正好遇上舊金山金門公園的「史崔賓植物園」（Strybing Arboretum & Botanical Gardens）舉行第六屆園藝治療年會（才第六屆？可見這個領域真的很新），由各地來的園藝治療師報告實作經驗，我的老師凱倫也有一場。為了清楚這個領域的發展狀況，我早早就報了名，早上九點和史考特約好共乘，一起進舊金山。

年會十點開幕，不大的會場，大約來了四、五十位，放眼一望大部分是女性，男性大概才四、五位吧！（班上修園藝治療課的，差不多也是這個比例）年齡層，我粗估大約是三十到四十之間。

第一位上場的園藝治療師在「聖安東尼農莊花園」（St. Anthony Farm and Garden）服務，一個戒毒和戒酒中心，談起用園藝來治療這些病患，信心十足。

第二位是男性園藝治療師，本身就是坐輪椅的肢障者，服務於「殘障者育樂中心」（The Recreation Center for the Handicapped）。這個中心我去參觀過，位在舊金山動物園旁，一九五二年創設，協助殘障者在社會的適應及職能的訓練。有個不小的花園，讓殘障者在裡面不但得到身心舒鬆，且接受園藝職能訓練。那次參訪印象最深刻的是，園內有個溫室，一位阿嬤正在照顧花圃，她在那裡做了三十年義工，看不出已八十多歲，她送我們的一句話是：「絕不要停止工作。」

第三位報告者講的是「園藝治療和早期幼兒教育」，談她在一家幼稚園裡所做的活動設計。

中場休息半個鐘頭，下午再開始另外三場。

第四位治療師報告的是「兒童園藝治療中心」（The Children's Horticultural Therapy Center at Descanso Gardens），是個很大的案子，主要服務對象是小孩和對學校適應不良的中輟生。

第五場由兩位治療師聯合報告，她們皆來自園藝治療資訊提供中心——「健康與園藝」（Health & Garden），分享的內容包括：園藝治療市場（老人、小孩、青少年等的需求，幾乎所有人都可以和它搭上關係）、怎麼取得工作、如何自我推薦、如何解釋園藝治療（還有很多人沒聽過這個名詞）、策略等等。

最後的壓軸是我的老師凱倫，她報告如何取得園藝治療師資格、介紹其他有開課的學校。取得資格管道大致有三種：一是透過大學科系，一是社區大學的認證課程，另一則是累積美國園藝治療學會承認的實習點數。

## 園藝治療師的養成

### 設計療癒花園

當初和克里斯多夫一起進行雪琴的樸門花園，可一點都沒想到是在做「園藝治療」，只是一心一意地實踐著樸門農藝。後來，修了「療癒景觀設計」課，才驚覺到原來我正在進行一個「盲人療癒花園」！

由於雪琴眼睛看不到，我們必須要設計一些讓雪琴可依憑辨識的記號，例如：用點字做成標籤、在高床木板條上貼點字條，並拉線，方便雪琴辨識位置。此外，太極拳區是用碎石子鋪成一片，除了有按摩腳底功能，也和周邊的木屑地覆物形成觸覺極為不同的界線，讓雪琴可憑觸覺知道區域邊緣。

而整個花園的灌溉系統也是用最省力的方式設計——使用時間控制器來決定一天要澆幾次。而需要水的植物，會在經過的水管多鑽兩個洞，讓水多流一些出來。基本上，雪琴只要在夏、冬兩季請人重調流水量即可。

第一次參與設計、執行療癒花園，說實在的，有些忐忑不安，真的很希望雪琴可以悠遊在自己的花園裡，享受花草帶來的寧靜與健康。

## 中草藥與園藝治療

克里斯多夫的樸門花園裡，種了好大一叢艾草。他不清楚艾草的妙用，常煩惱它長得太快，侵佔了其他植物的地盤。孰不知艾草在中醫裡可是個寶，不但可以做成艾條來「灸」穴道，可以活血行氣，而且燃燒的煙具殺菌作用，在SARS流行期間曾經發揮極大的消毒功效呢！

一聽我很喜歡艾草，克里斯多夫樂得採一大把給我，我把它們放在窗台曬乾。正好園藝治療認證課程裡有「園藝工藝」和「香草使用」兩堂課，我便用艾草教做艾葉茶、艾葉酒、艾葉泡酒精當外敷藥水，當然還有針灸用的「灸條」，並將做法和功能寫成兩篇報告：「艾葉的用途」和「如何製作艾條」。這個實作經驗讓我意識到，園藝治療的植物素材並不一定要用西方香草呀，中草藥如艾葉也是很好的素材！

## 艾草五大用法

### 一、食用：

艾葉茶

做法：①洗乾淨、等候乾燥。②將乾燥的艾葉，約10～15公克，放入一公升開水中，用小火煎十分鐘。③加黑砂糖或蜂蜜或其他果汁，稀釋後喝。

效用：一天分三次，飯前飲用。可淨化血液、改善體質（酸性改鹼性）、排毒。

艾酒

做法：①在7～10月採嫩葉，在太陽下曬乾。②放入紗布袋後，再放入廣口瓶中，加冰糖，和酒精度35度以上的酒。③瓶口密封，保存在陰暗處。④一週後取出艾葉，再放置三天以上便可飲用。

艾葉粉

做法：①將艾葉洗淨、陰乾。②等葉片完全乾燥後，用果汁機打成粉末狀，摻在任何食品中都可食用（艾葉蛋、艾葉粥、艾葉飯）。

效用：可治腸胃虛弱、感冒發燒等。

### 二、塗敷：

艾草精

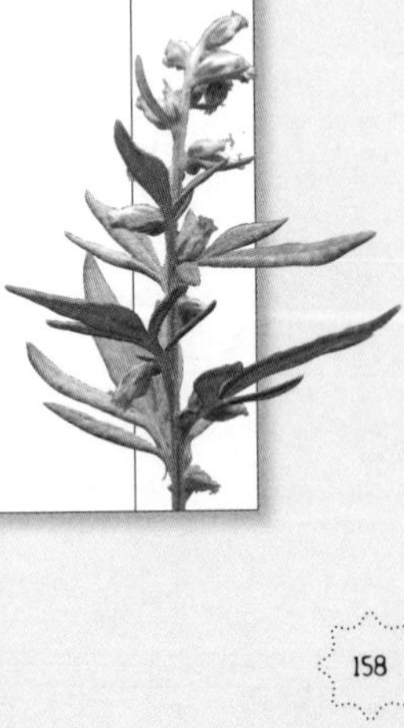

做法：①採全草後洗淨、瀝乾，切段。②塞滿廣口瓶，倒入藥用乙醇，至淹蓋材料。
③一週後，等艾草枯萎，液體變色，再將艾草取出，即成。

方法：用脫脂棉沾艾草精，按住患部，再覆蓋油紙或塑膠紙，上面用毛巾加以固定。

效用：可治神經痛、關節炎、跌打損傷、蚊蟲咬傷、皮膚炎等。

艾葉漱口水

做法：將艾葉茶煮濃一點，加少許粗鹽即成艾葉漱口水。

效用：可預防感冒、減輕喉嚨痛等。

**三、灸治：**

艾條

方法：①用果汁機將陰乾艾葉打碎。②用萱紙捲緊艾葉。③用鉛筆壓緊艾葉。
④對準穴道燒灸。

**四、浸治：**

艾草浴

方法：①全草50公克，放入紗布袋中，浸泡浴中。②可足浴、手浴。

**五、寢具：**

艾草枕

方法：將枇杷葉、菊花等各類藥草，和艾葉混合，做成枕頭。

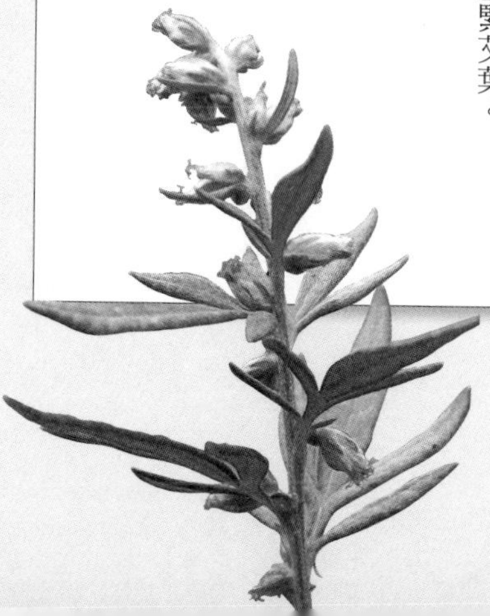

為了交報告而整理艾草的用途和做法，也教我再次思考園藝治療的素材，也就是如何有效運用藥草。

由於園藝治療強調用植物的色、香、味來刺激人們的五感——視覺、嗅覺、味覺、觸覺和聽覺，而具香氣、可食用、具藥用的香草植物便成為園藝治療的寵兒，成了主要運用素材。香草使用課是園藝治療師認證課程裡強烈推薦的選修課之一，修過香草課之後，我至少可辨識出十種以上的香草植物。而在春風藥舖打工的這些日子，辨識常用的五十種中藥大概沒問題。

因為自己的這些經驗，不禁讓我思考：中藥材可以取代西方藥草成為園藝治療的素材嗎？中西藥草之間到底有什麼差別呢？

西方藥草因為大部分具有香氣，在台灣被通稱為「香草」，常被用在日常食物烹調和飲料上，那獨特的香味可幫助人舒解壓力、入眠等。而中藥材一般來說較不具香味，強調的是「藥性」，主要用來治病。只有少數被用在藥膳上，例如：枸杞、當歸等，重點在養生。

傷腦筋的是，香草多屬溫帶氣候型植物，不知台灣適不適合栽種？還有台灣本土的青草藥呢？我們可以有屬於我們自己、東方的園藝治療藥草嗎？

回台灣後，我要找出可當園藝治療素材的中草藥，建立屬於台灣人的園藝治療的植物素材，我這麼對自己說。

## 園藝治療的世界

### 校園菜圃

學校將種菜當教學素材，在美國已逐漸蔚成風潮，尤其在柏克萊。由於小孩也是園藝治療服務的對象，因此校園菜圃（School Yard）也在我們的觀摩學習範圍內。

第一站參觀的是威廉高中（Williard High School）。學校的菜圃就設在進門處，

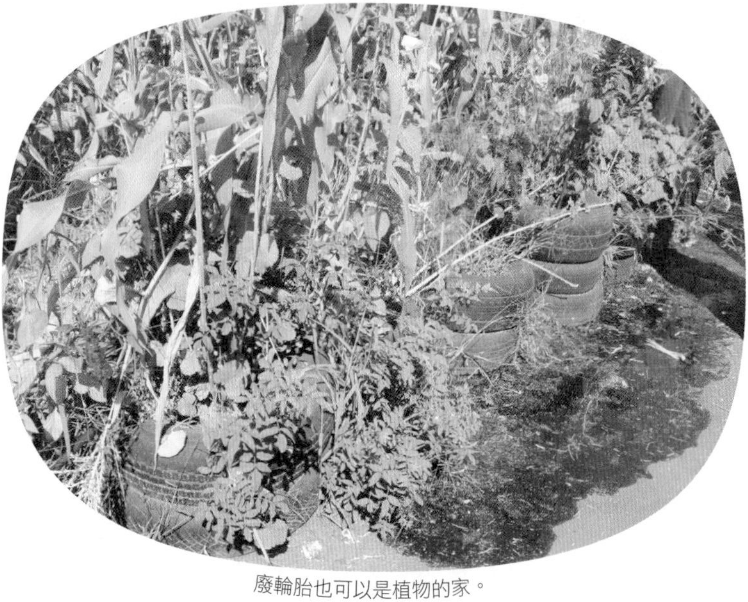

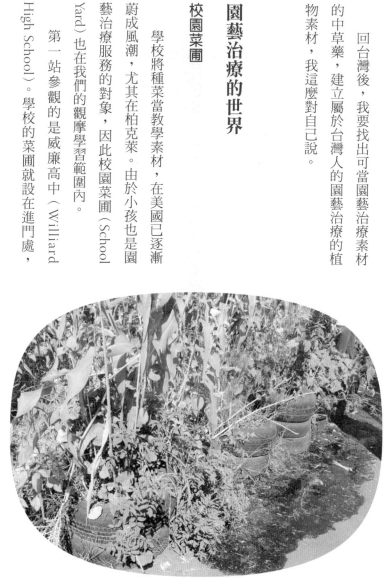

廢輪胎也可以是植物的家。

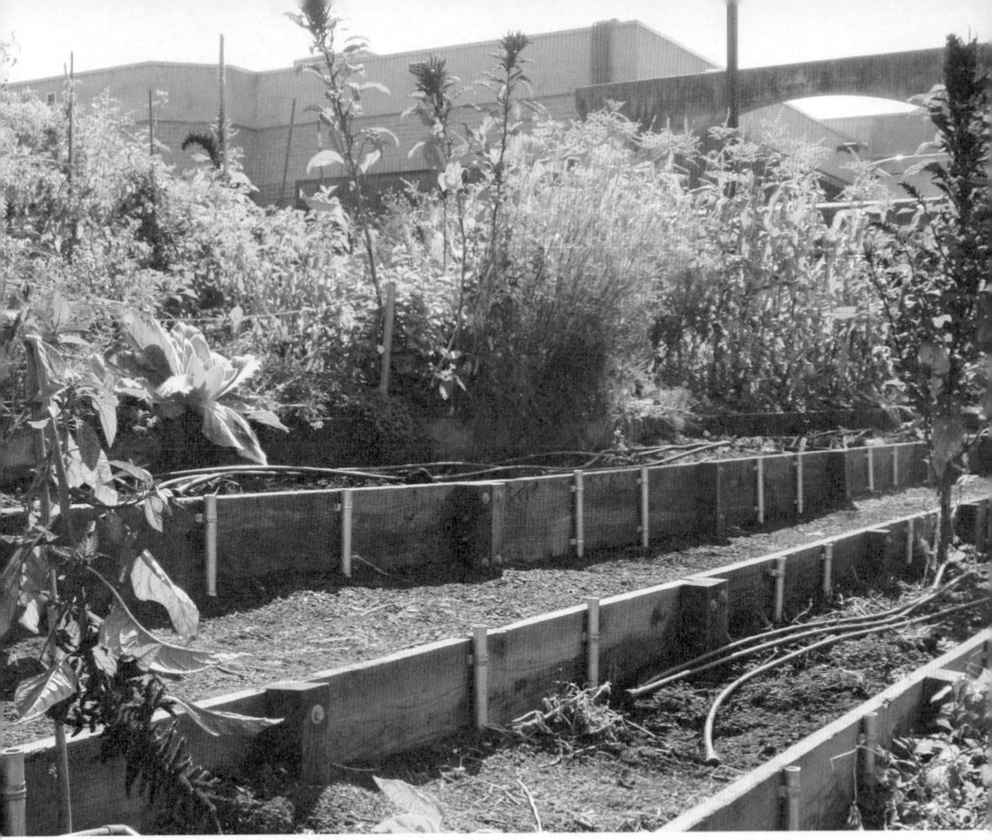

階梯式菜圃。

一進校門就看到一片階梯式菜圃。迎面而來的是負責菜圃的園丁，原來柏克萊政府為了推動校園菜圃，特准學校聘請專任園丁來照顧，而這也成了園藝治療師的出路之一。

園丁先帶我們參觀養在廢棄浴缸裡的蚯蚓堆肥；接著繞園一圈，看他們用廢輪胎、淘汰的馬桶等容器來種東西。我發現有幾隻雞穿梭在菜畦間，走到校園後面，果然養了一屋舍的雞，「雞會吃蟲、扒土、生蛋，還提供肉等。」園丁解說著雞的功能。菜圃收成的蔬果便提供學校餐廳做為營養午餐的食材。做堆肥、中水回

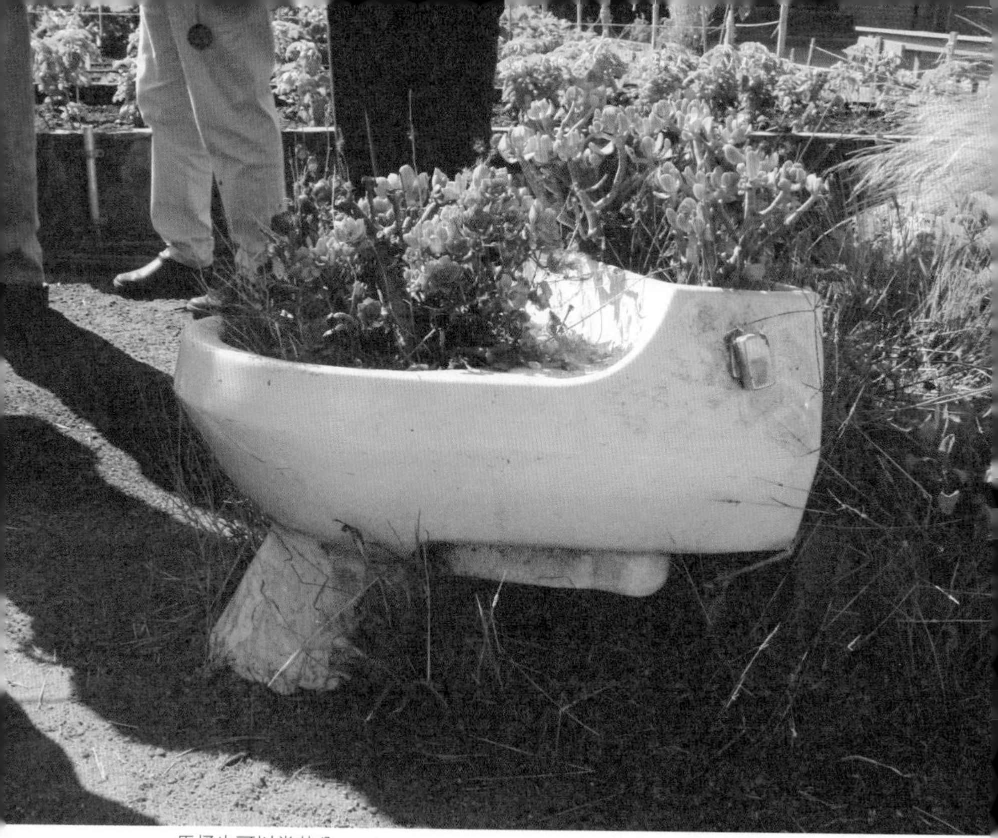

馬桶也可以當花盆。

收、養雞……這不就是我學的樸門農藝嗎？我驚訝地看到樸門觀念早已深入校園裡了。

另一家「金恩中學」（Martin Luther King Middle School）規模更驚人，儼然已經是個小農場了！發起者是愛麗斯．華特斯（Alice Waters），她因為推動「校園菜圃運動：從種子到餐桌」計劃，成為「大師級」人物。她經營一家法國餐廳，就在學校不遠，用的全是當季的有機蔬果，價錢雖然很貴（最便宜的是週一中餐，四十美元！），來客仍絡繹不絕。

我曾在美國公共電視「大師系

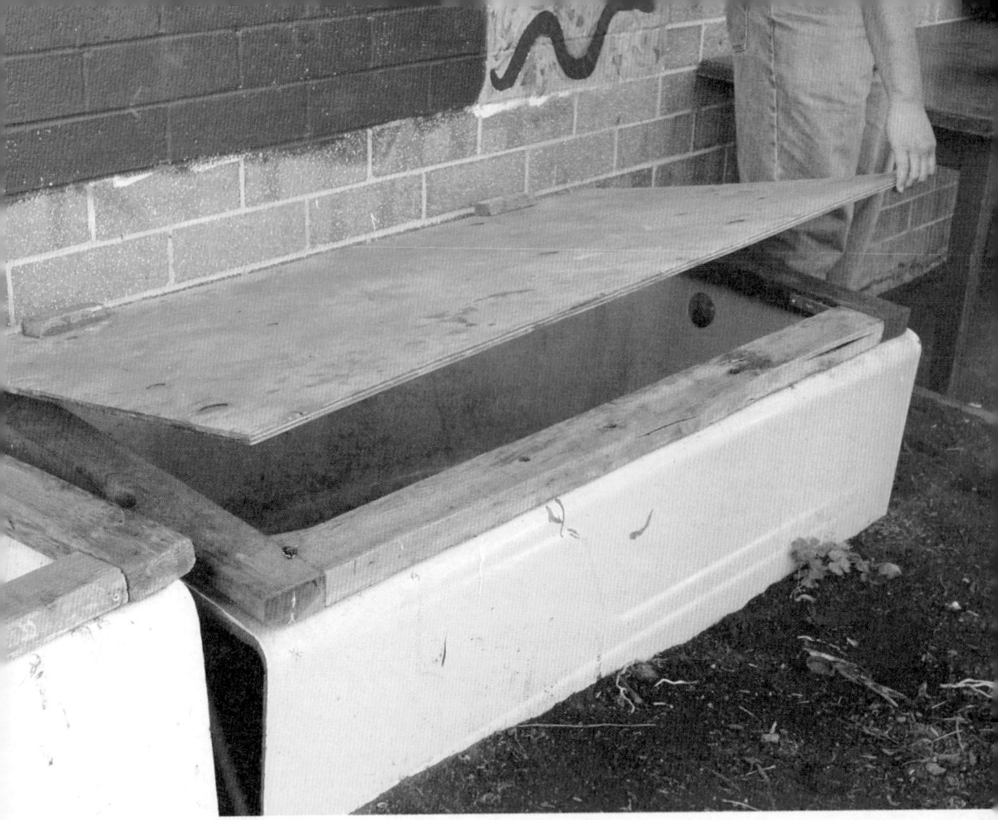

廢棄的浴缸拿來養蚯蚓。



列」紀錄片中，看到愛麗絲・華特斯的專輯：這位年輕時參加反戰運動的嬉皮，抱著「味覺的重要性」的信念在柏克萊經營餐廳。她因為看到學生大量吃垃圾食物而開始關心兒童飲食，因緣際會地，住家附近的金恩高校要將大片校地改建成停車場，她看不下去便發動社區群起反對與抗議，成功地將它改建成校園菜圃，從種子栽種到餐桌上健康料理等一連貫的生命教育，學生都有機會參與。逐漸的，因為做出名氣來，許多學校都來這裡參觀與體驗，後來，她更成立基金會，提供並設計菜圃課程給全國學校。沒錯，這裡正是全國校園菜圃的典範！

我們一進園子，馬上有位專業解說員出來帶隊，園子裡種了滿滿的蔬果，當然也充滿了樸門農藝的訊息：堆肥、養雞、稻草堆、地覆物等，還用自然屋的方式搭了一個烤爐。最特別的是，這裡有個教學用廚房。「從種子到餐桌」計劃，已搭構出一套完整的生命教育（網頁資訊請參閱【附錄】）。

## 遊民花園

認證課程中有很多實習機會，「特殊族群園藝」的校外教學，便帶領我們去聖塔克魯茲（Santa Cruz）參訪「遊民花園計劃」（Homeless Garden Project）如何進行。

聖塔克魯茲是一臨海小鎮，當年是嬉皮大本營，而今則被稱為「嬉皮的最後堡壘」，難怪遊民要在此群聚了。小鎮因為一面臨海，以觀光業為主，如果天氣好，更是衝浪重鎮；另一面內地山區則以農業為主。

說是花園，稱為農場可能更恰當。一間木板搭蓋的小房間就是辦公室了，偌大的園地開

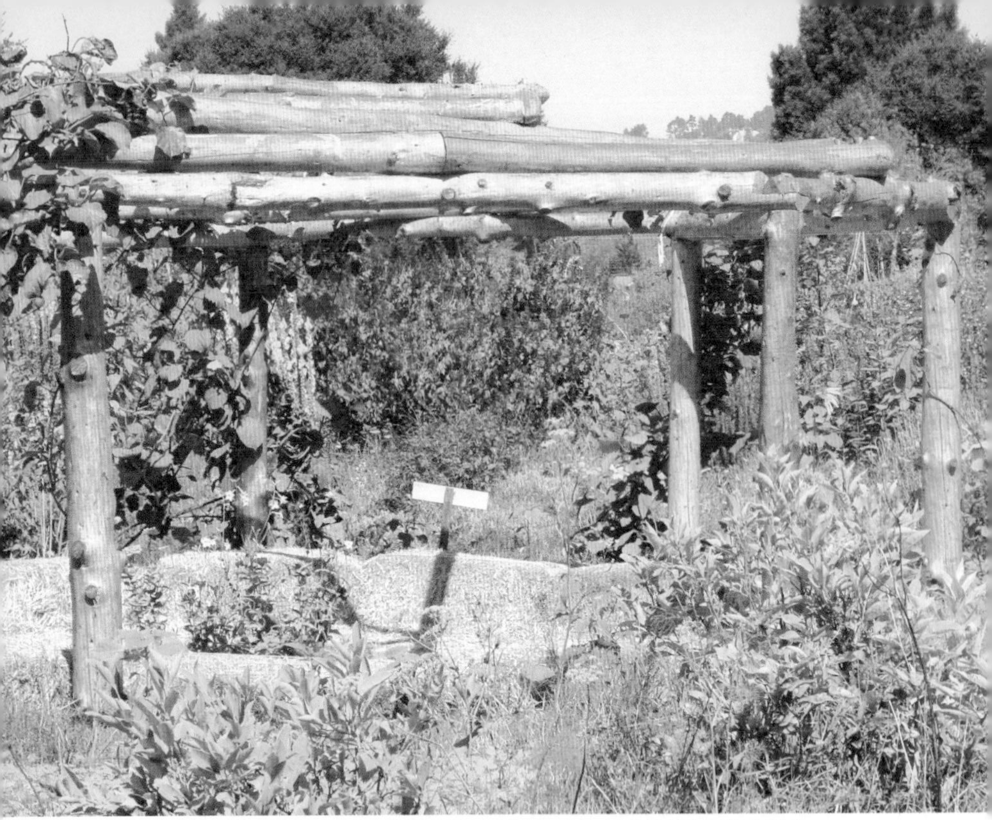

棚子一搭，稻草堆一圍，就是最好的戶外教室了。

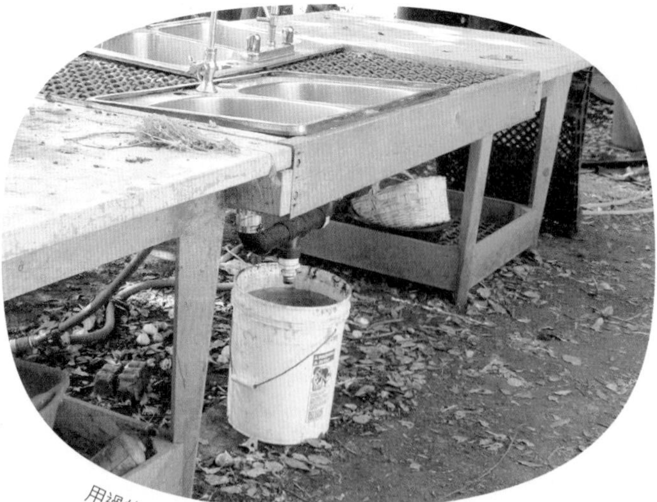

用過的水也要回收。

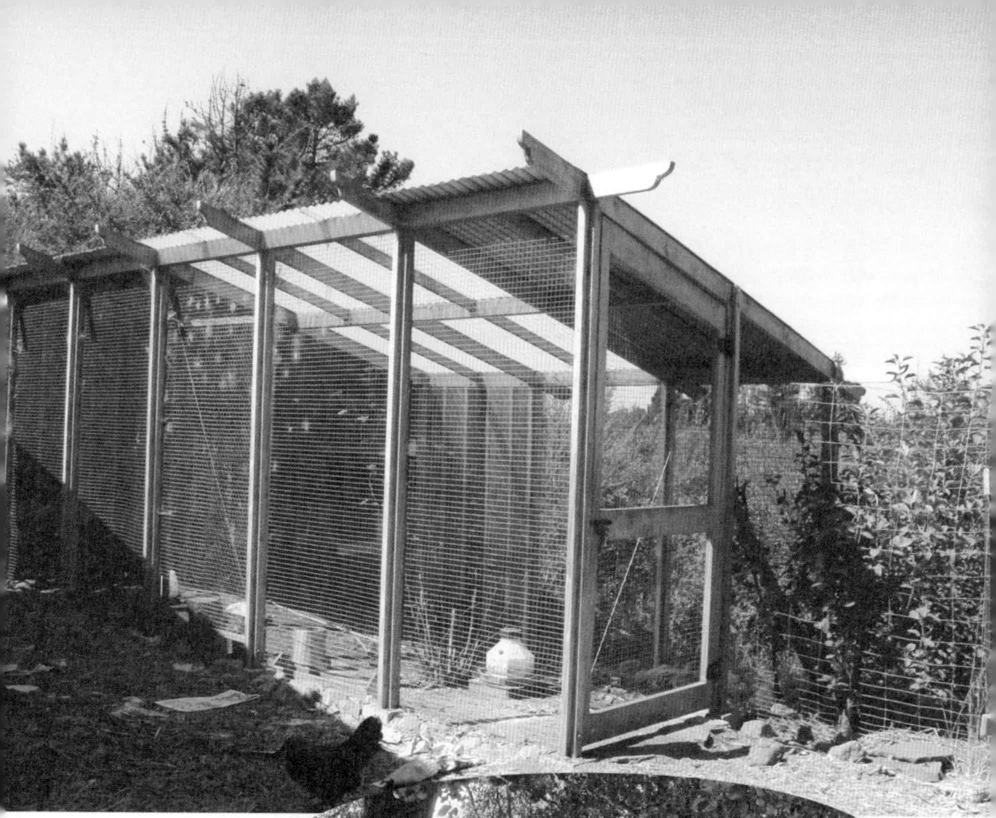

雞舍。白天雞會放出來吃蟲。

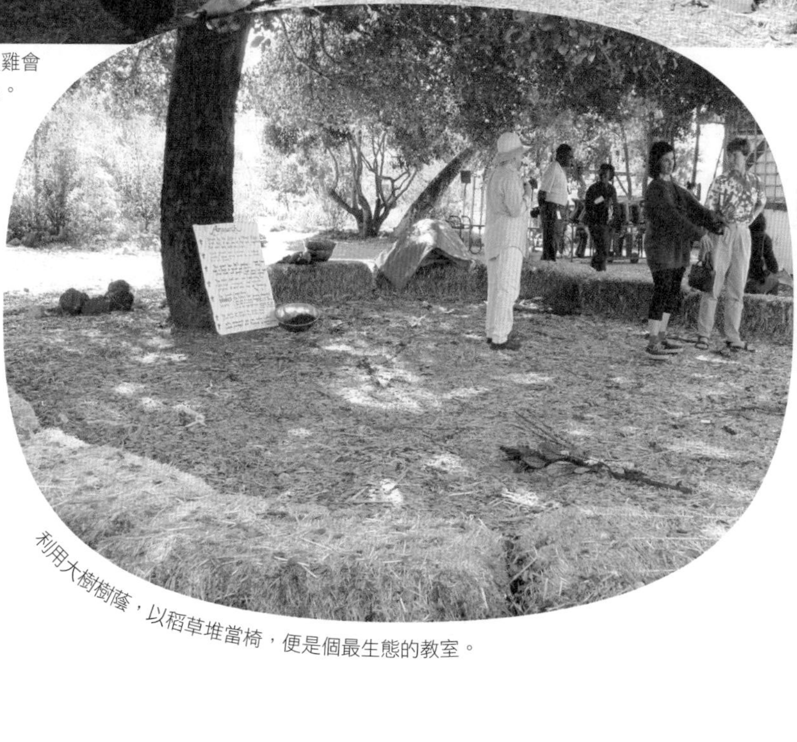

利用大樹樹蔭，以稻草堆當椅，便是個最生態的教室。

墾成好幾畦，蔬菜和香草是這裡栽種的大宗植物。幾位工作者三三兩兩分散在各角落，在我看來，這些遊民除了穿著嬉皮、不修邊幅以外，倒不覺得和一般人有什麼太大差別。

計劃的主持人友善地出來招呼我們，是位約五十來歲的歐吉桑，開門見山便問大家：「誰認識遊民？」在場只有史考特舉手。接著又問：「你知道他的名字嗎？」史考特回了一個名字。他笑說：「大部分的人不會和遊民打交道，就算有，也不會問他們名字……因為一般人見面最常問的兩個問題就是：『你住哪裡？在哪裡高就？』但對遊民來說，這都是難以回答的問題。逐漸的，他們喪失了自信心，認為自己什麼事都做不來。這個遊民花園計劃便是要幫助他們建立起自信心，並訓練他們園藝技術，希望最終幫他們找到工作。」

計劃每次招收十五位學員，每期一到兩年。從一九九〇年創始，至今已十四個年頭，仍是杯水車薪，聽說單單這裡遊民就有上千位。主持人說，在這裡，他們強調要一起來、一起工作、一起吃飯、一起聚會（come together, work together, eat together, and meet together）。每個人在計劃期間都要訂定一個目標，戒煙、考駕照，或寫一本書都可以，就是要遊民重新擁有夢。說著說著，看時間已經十一點了，主持人邀請我們和他們共進早茶，並帶我們走進一處爬滿百香果的棚架下。仔細一看，那百香果長相很奇特，是鮮黃色的，有點像小芒果，他

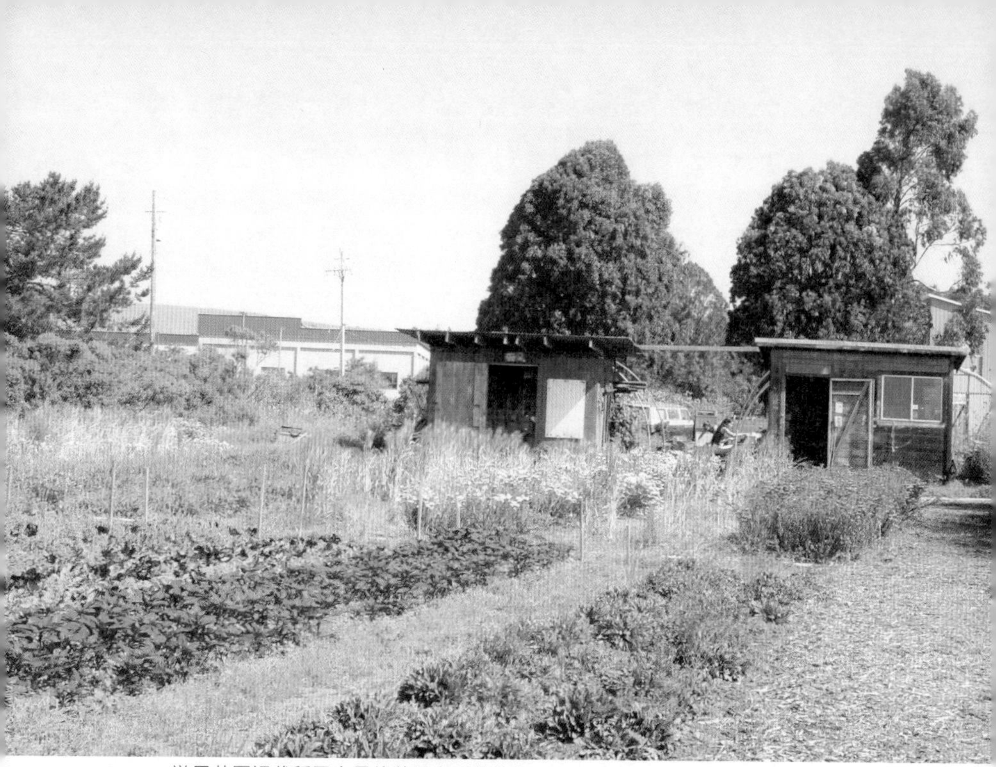

遊民花園裡栽種了大量的蔬果和香草植物 。

們稱它為「香蕉百香果」，我拔一顆下來嚐一嚐，味道就像百香果，很香。鑽進棚架裡，原來那是一個小廚房和餐廳，由遊民自己掌廚、管理。桌上已擺滿自製的麵包、咖啡、香草茶、果醬等。時間算得真好，我肚子已經在咕咕叫了。

吃過早茶，我們開車來到鎮上的一間工作坊。一進門，一陣醉人的香草味撲鼻而來，是薰衣草和迷迭香的味道。這裡是遊民花園計劃之延伸，園裡種的香草被送到這裡製成各種產品，有香草香袋、肥皂、花環等，房間一角正好有位婦女在做手工蠟燭。

接著我們移師到這個計劃的更下游：門市部，所有製成的成品都在此展售。門市的

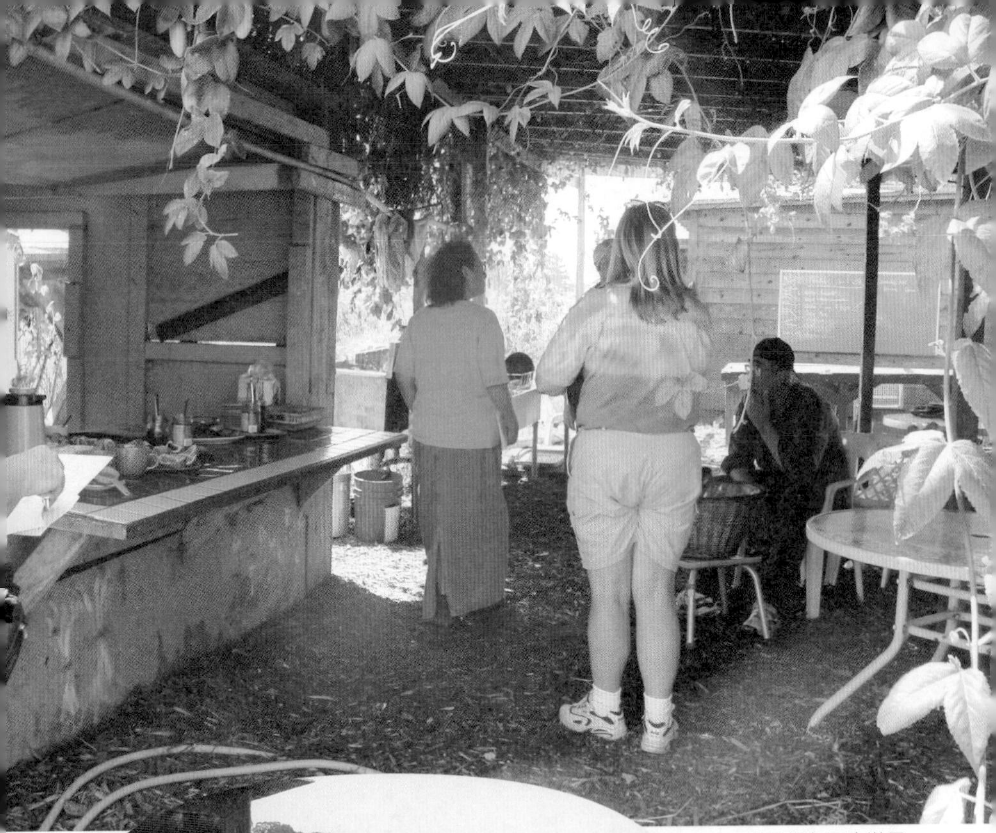

百香果棚架下由遊民
經營的小餐廳。

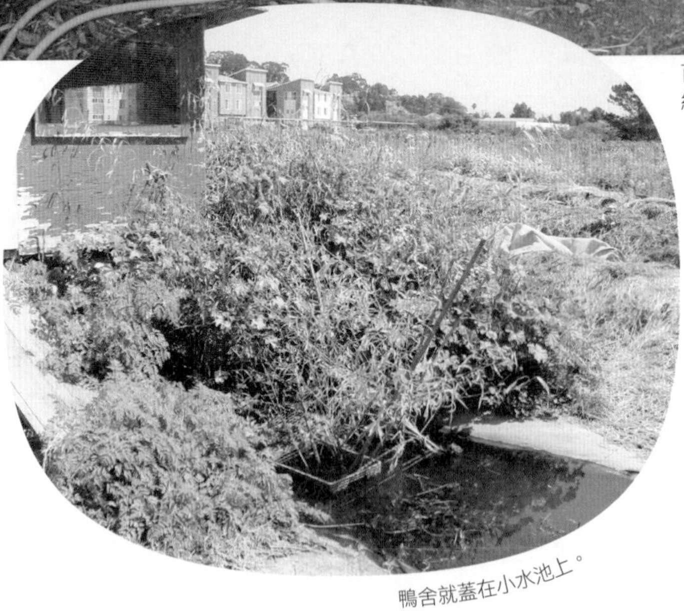

鴨舍就蓋在小水池上。

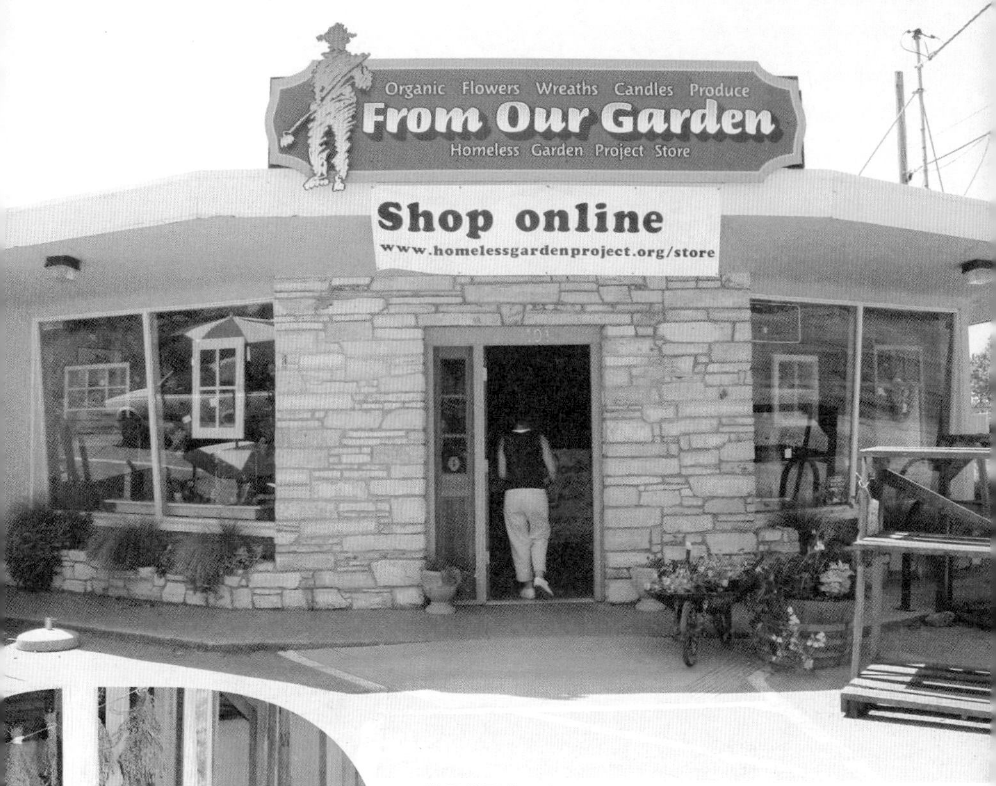


遊民花園的門市。

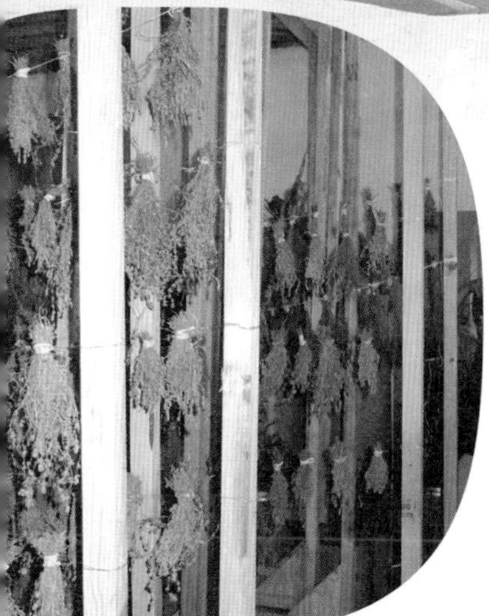

蔭乾的香草。

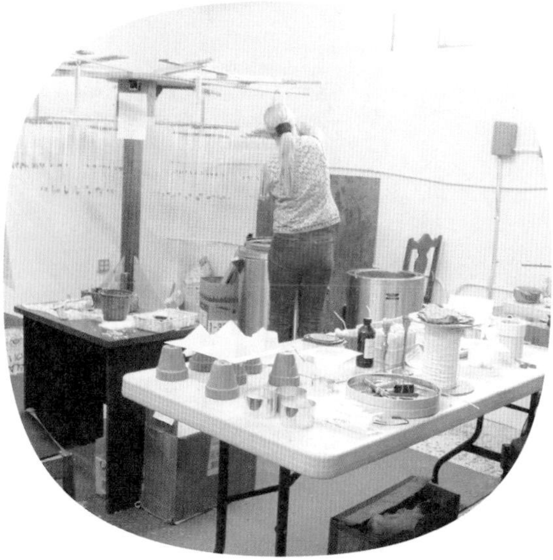

手工蠟燭。

目的是要提供就業機會給遊民婦女。雖然從生產到銷售，遊民計劃看起來運作得很有條理，但收入仍不足以自給自足，仍需大量的募款，「偏偏這幾年募款活動愈來愈難了！」他們感慨道。

下一站，我們前往聖塔克魯茲大學附設的有機農場參觀。

一走進農場，就看見旁邊架著十來個帳篷。原來農場主辦的有機農耕活動常吸引來自世界各國的學員，來此實地操作有機耕種及學習有機產品的銷售，但因住宿費太貴，農場擔心嚇走有心想學的人，便提供帳篷給學員免費住，一期是六個月。後來才知道，我的樸門農藝老師克里斯多夫也曾在這裡受過訓。

## 史萊德環境教育農場

特殊族群園藝課的最後一次校外教學，大夥決定去參訪史萊德農場（Slide Ranch）。這是一個非營利的環境教育中心，位在舊金山北邊海岸，成立於一九七〇年。主旨是：「我們的每一口食物都和土壤、水、陽光、空氣和每一位耕作者息息相關，因此我們對維持這樣的聯繫都要有份尊重和責任。」我想，套用我們的話，應當就是「一粥一飯當思來處不易」吧！

農場主持人一開始先播放錄影帶讓我們了解這個農場所進行的各項活動，接著就帶我們繞場一圈，這裡一樣少不了有落葉、蚯蚓堆肥、香草園、蔬菜園、廁所堆肥（也就是人糞堆肥），還養雞、鴨和山羊。

正巧遇上有個學校來參訪，我們藉機在一旁觀看教學活動。老師首先將學生分組，每組約十位學生，由一位解說員帶領。解說員清一色是女生，主持人說他們非常歡迎男性加入。史考特聽了好樂，躍躍欲試。走到羊圈，正是擠乳時間，工作人員把母羊帶

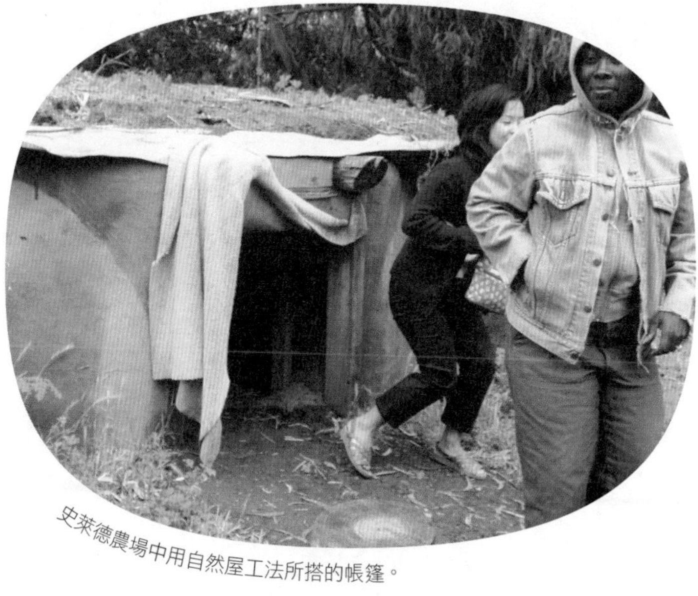

史萊德農場中用自然屋工法所搭的帳篷。

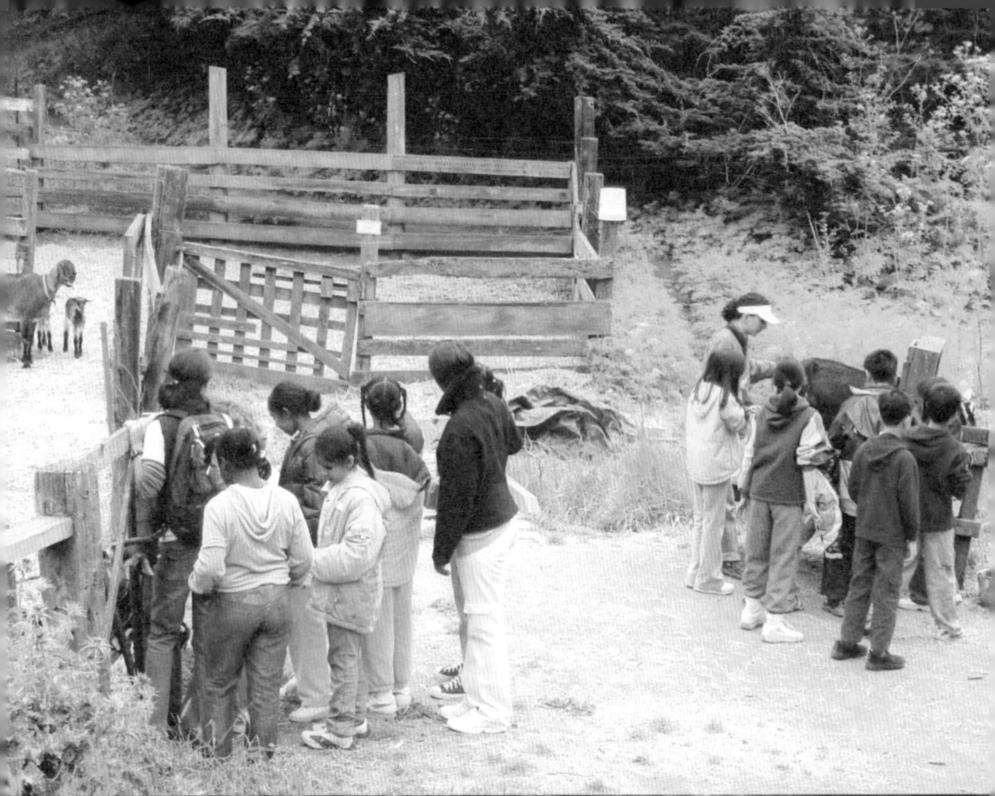

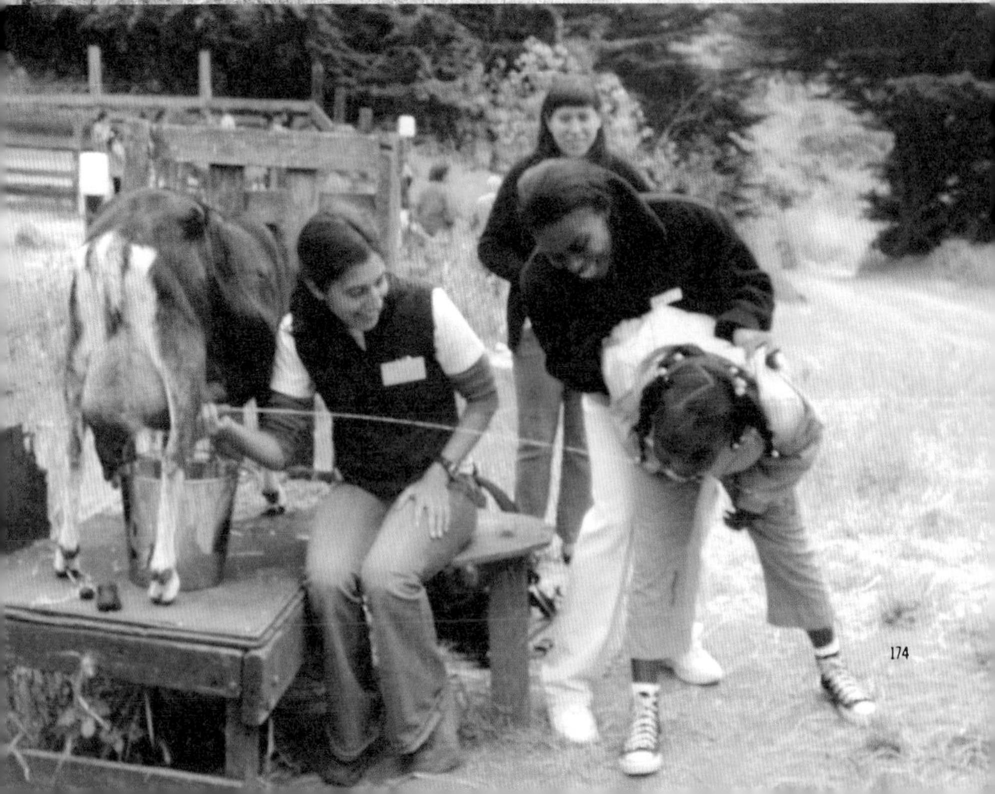

上擠乳台，由解說員擠出羊奶讓學生嚐，我也好奇地上前接了一口，溫溫熱熱的。接著教大家擠奶，我也上前試了一下，抓羊奶頭的感覺，怪怪的，看起來容易，其實還是要有撇步的（網頁資訊請參閱【附錄】）。

## 高級老人院

除了校園和農場，還有個特殊參訪經驗：老人院。

我記得抵達的第一印象是：很高級呢！進到室內，懷舊的佈置，讓人彷彿回到三〇年代，每個房間大門旁掛個留言板，是住戶的個人展示區，大多數貼的是家人照片。有一間房門設計得很有創意，我們跟那位老婦人致意，她好開心，說是女兒來幫她做的。院裡有個很豪華的餐廳，三餐有人照顧。嗯，說是老人院，倒有些像豪華旅館。聽說一個月要五千美元！

後院是個不小的花園，景觀相當不錯，卻沒有什麼人走出來散步，蔬菜區已荒蕪，工具掛在旁邊，乏人問津，我不禁懷疑，院方可能不鼓勵老人們走出來，更別說遊園或做園藝了。其實不難察覺，這裡的每個老人都穿戴得整整齊齊，打扮得漂漂亮亮，不像在家般的放鬆，倒像出來做客。我發現一位老人坐在沙發椅上，從我們進去到出來，兩個鐘頭，一動也沒動。

老人院因位處郊區，老人無法單獨出門逛街，只能待在院內消磨時間，但是舉步可及的後院也乏人問津……這是一個有物質享受卻沒活力生氣的老人院！

倒是大門前張貼當天的活動，有一項引起我的好奇——「威利寶貝來訪，101室」。趁著一點空檔，我溜去101室窺看。只見五六位老人圍坐在沙發椅，成一圈圈，威利寶寶就在圓圈內爬來爬去，老人們面帶微笑，只盯著威利寶寶，任何動作都會引起他們開心一笑。如果威利寶寶爬到老人身上，更是引得老人高興地咧嘴直笑。這是我在院裡看到最有活力的一幕。

聽說威利寶寶的媽媽每週都會帶他來老人院，呵呵！威利是我看到最年幼的義工。

我也近中老年了，這趟老人院的參觀讓我思考的是：我要過怎樣的「老人生活」？到底什麼的老人院才是最理想的呢？安排老人和小孩一起生活，讓一個仍在茁長的小生命去互補一個垂老的生命，或許是個好方法。

## 我的實習紀錄
### 和老人合作園藝

園藝治療師的認證課程，實習是非常重要的一環。

實習課時，老師會邀請四個特殊團體輪流來學校，有輕度智障高中生、老人、腦性麻痺者和幼稚園兒童，我們則分組輪流為不同團體設計教案並實習教學帶領。一學期下來，每組都有機會帶領到不同的團體。

前幾天參觀的高級老人院裡的老人家就是我們實習教案的對象之一。時逢春季，第一組設計了「認識種子」和「果實印花卡片」的教案。

一早進教室，大家七手八腳將帶來的各式各樣種子擺放桌上。算一算，老人家來了六、七位，男士只有兩位，一位胖胖的，笑口常開，另一位瘦瘦的，很嚴肅，兩個截然不同的人，卻總是坐在一起。老師先介紹課程，再交由組員解釋種子結構。瘦高老先生，很ㄍㄧㄥ，總是看著大家做，自己不動手，問他：「要不要做做看？」他一定搖頭。一位老太太一坐下來，話匣子就打開了，講她年輕時的探險故事，一旁的老人則嘀咕著：「老是講一樣的話。」一位亞洲老太太繃著一張臉：「是他們要我來的，我根本不想來。」

我們一人服務一位老人。同組的老太太很開朗，語帶抱怨地說：「我本來都是一個人住，根本不想去住老人院。沒想到有一天，我在馬路上昏倒，被救起來後，政府規定我不能獨居，女兒只好送我來這裡。」可以感覺她是一位很獨立的老人。我去過那家高級老人院，很能了解她的感受。

由於老人行動較緩慢，各組設計的教案都比較靜態。第二組設計的教案是讓老人到校園花圃採摘花草，合力完成水族館花園，並將新鮮花草做成花束，而乾燥香草則做成香包送自己或親人。兩三人一組，配給一個水族箱、一些培養土、數顆岩石和幾棵植物。老人們七手八腳的，你放土，我放盆栽，一邊做，一邊聊天，氣氛十分融洽。

合作園藝會增加老人彼此的交流，是增進社交的好方法。採摘鮮花，可以帶著老人走出去；而紮香包和花束送人，是將愛傳達出來。

第三組實習教案時正值種球根植物的季節，於是設計彩繪花盆，並埋進球根，還在花盆周邊撒上草花種子。想像花開時，低矮的草花圍繞著直挺的水仙或鳶尾，真是喜氣洋洋！彩

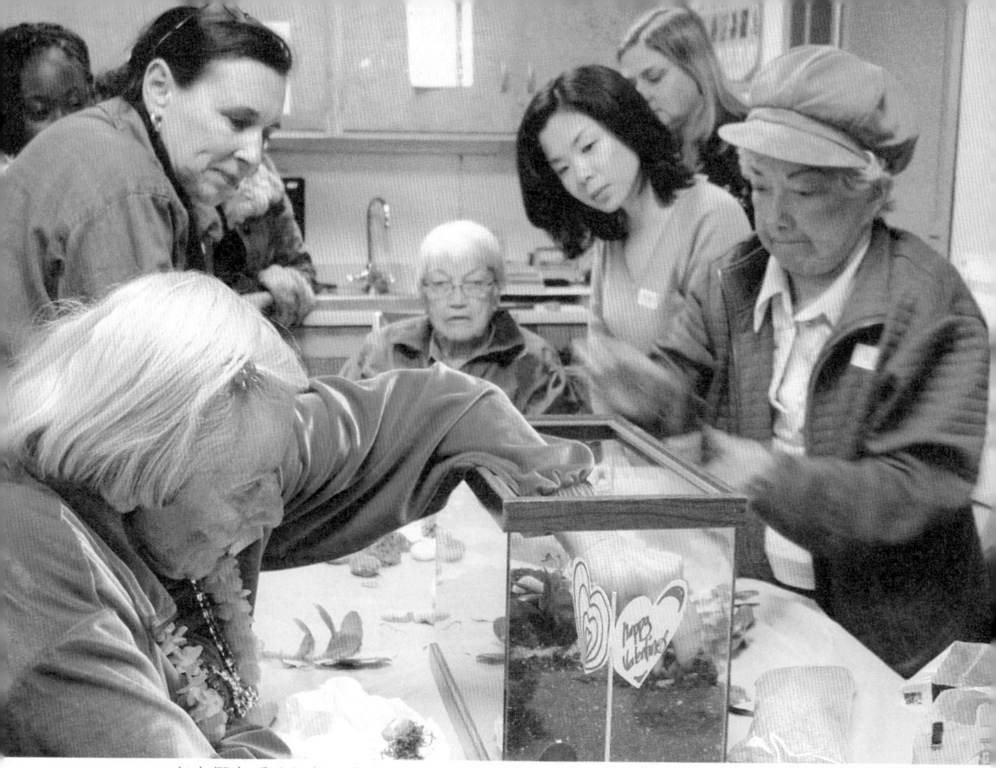

老人們七手八腳都一起佈置水族館花圃，一邊做，一邊聊天。增進社交是園藝治療的目標之一。

繪盆缽的老人，那股專注和投入，活動了雙手，也讓大腦再次甦醒。

最後一組設計的是教老人做花草卡片和插花。我們先請老人們拿著小花籃走出花園採摘喜歡的鮮花野草。回來後，把這些花草的一部分拿來拼黏卡片，一部分就拿來插花。我們最高興的是，那位瘦高的嚴肅老先生竟拿著小花籃，自己採花、插花。而那位直推說「我根本不想來」的不笑老太太，竟捧著自己的花束展顏了！

我想，是植物軟化了他們的心，是「園藝」打開了大家封閉的心靈。

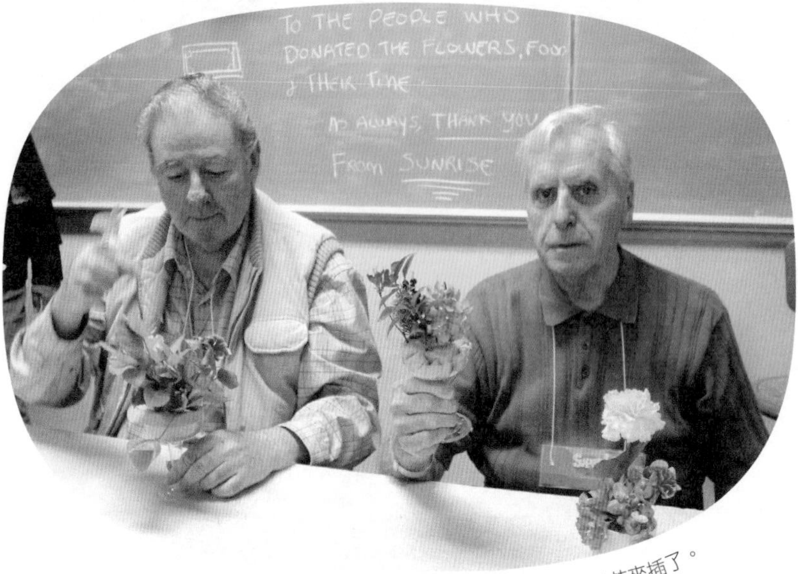
TO THE PEOPLE WHO
DONATED THE FLOWERS, FOOD
& THEIR TIME
AS ALWAYS, THANK YOU
FROM SUNRISE

看！這位瘦高、嚴肅的老先生，也拿起花來插了。

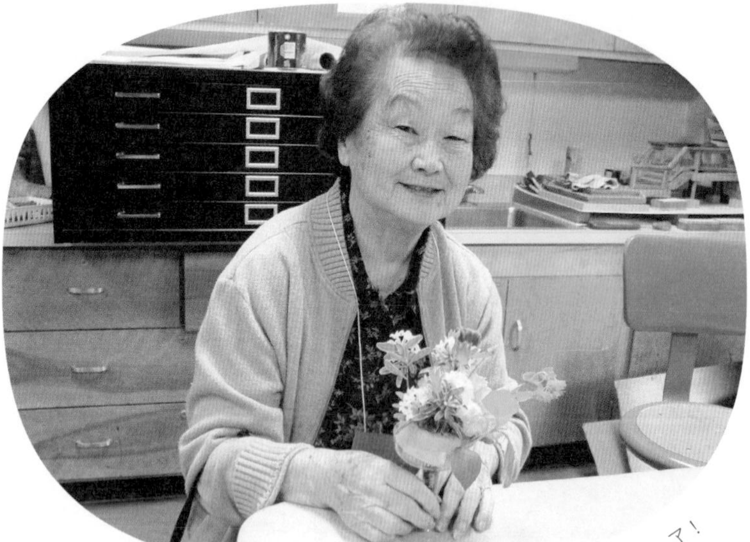

這位總是緊繃著臉進來的老太太，幾次以後，終於看到她「笑」了！

## 腦性麻痺者的魔法笑容

在腦性麻痺中心實習園藝治療的經驗令我十分難忘。

這是我生平第一次接觸腦性麻痺病人。由於非常不了解他們的狀況，還得用英文溝通，難免有些退縮。老師在一旁直打氣：「他們是最和善的一群人！不過，也不要勉強。」我硬著頭皮上陣。第一個服務對象是個重度的黑人，只能坐輪椅，手腳幾乎不能自由行動，不說話。

第一次課程安排的是插花。他不會說話，我只好用問的。首先選瓶子，我問：「你喜歡哪一個瓶子？」沒反應，於是幫他挑了一個較好插的廣口花瓶，並倒入水。接著手拿一枝花一枝草地問：「這個好嗎？」還是沒反應。「來，你摸摸看。」我用花去搔搔他的手，掰開他的手，將花放進手中，再拿著他的手幫他將花放入瓶子裡。「好看嗎？」我又問，我感覺到他似乎看著我，想解讀他的肢體和表情語言，但是真的好難！不知道他們到底喜不喜歡人家這麼接觸，我始終很緊張，一直揣測著。最後，終於完成了。突然他對我咧嘴一笑！天哪！那真是我這一輩子看過最無邪的笑容！我也跟著笑了，緊張心情才整個放鬆下來……我看到園藝治療的魔法了！

腦性麻痺患者多是坐輪椅的，最需要的是手部活動，因此教案設計都會著重手的動作。第二次的活動設在戶外，有的做盆栽移植，有的播下種子，並澆上水，這幾些動作都可以訓練他們手眼的協調能力。

除了特殊團體來學校，有時候我們也會主動到腦性麻痺中心去上課。我記得有次的教案是帶領他們彩繪盆缽，並種上植物。有一位患者一直唸著：「我要上廁所。」一旁的社工總要提醒他：「你才上過。」一位非常嚴重的患者，連反應好或不好都沒辦法，全程幾乎是史考特握住他的手幫他完成。就算如此，我相信植物療癒功能仍會傳遞出去。

我設計教案時，正巧輪到特殊團體來學校。那天天氣還不錯，因此決定在戶外進行。我先請他們用花草將海報紙佈置成旗面，再黏貼在一根棍子上，做成花草旗，頂上綁上氣球，插在輪椅上，便成了輪椅花車。然後，大夥來個「輪椅花車大遊行」。看到大家臉上都洋溢著滿足的笑容，我好得意！園藝治療師的最大成就感不就是這些笑容嗎?!

還有一組的設計很特別，是陽子取自日本的枯山水靈感。我們準備了細砂、碟子和花草（最好是多肉植物，才不會遇太陽就枯萎），碟子鋪上細砂，然後將花草插上去，佈置成一個碟上花園。

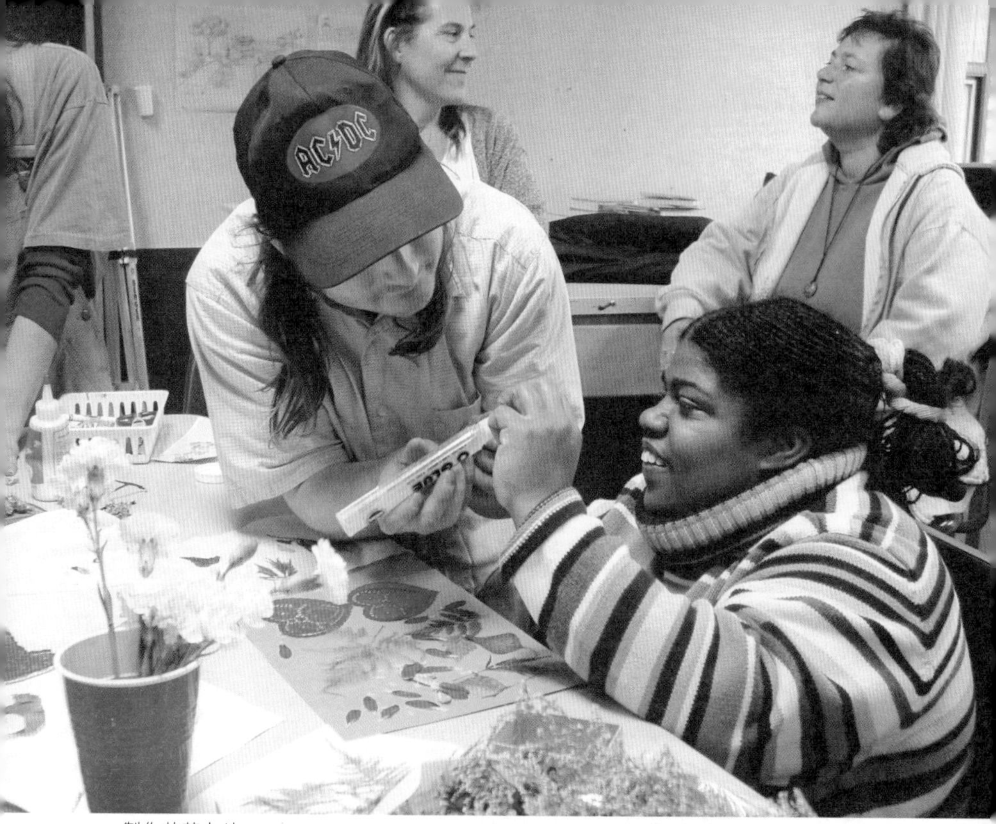


製作花草卡片。

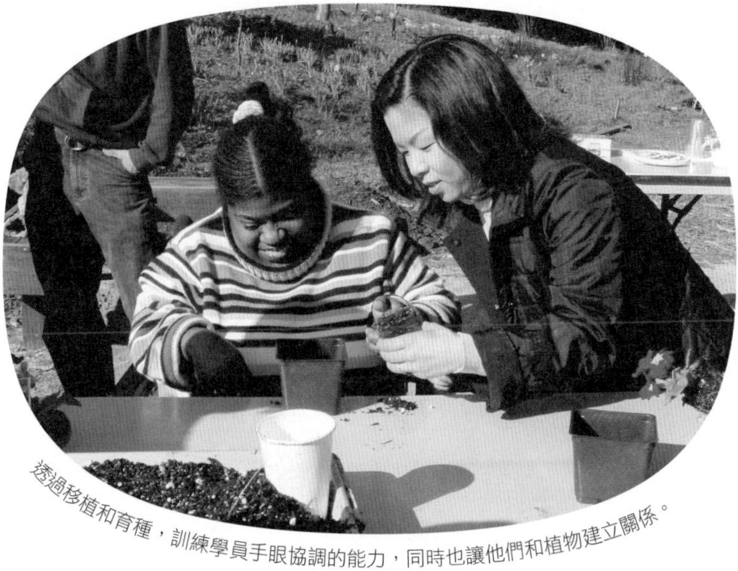

透過移植和育種，訓練學員手眼協調的能力，同時也讓他們和植物建立關係。

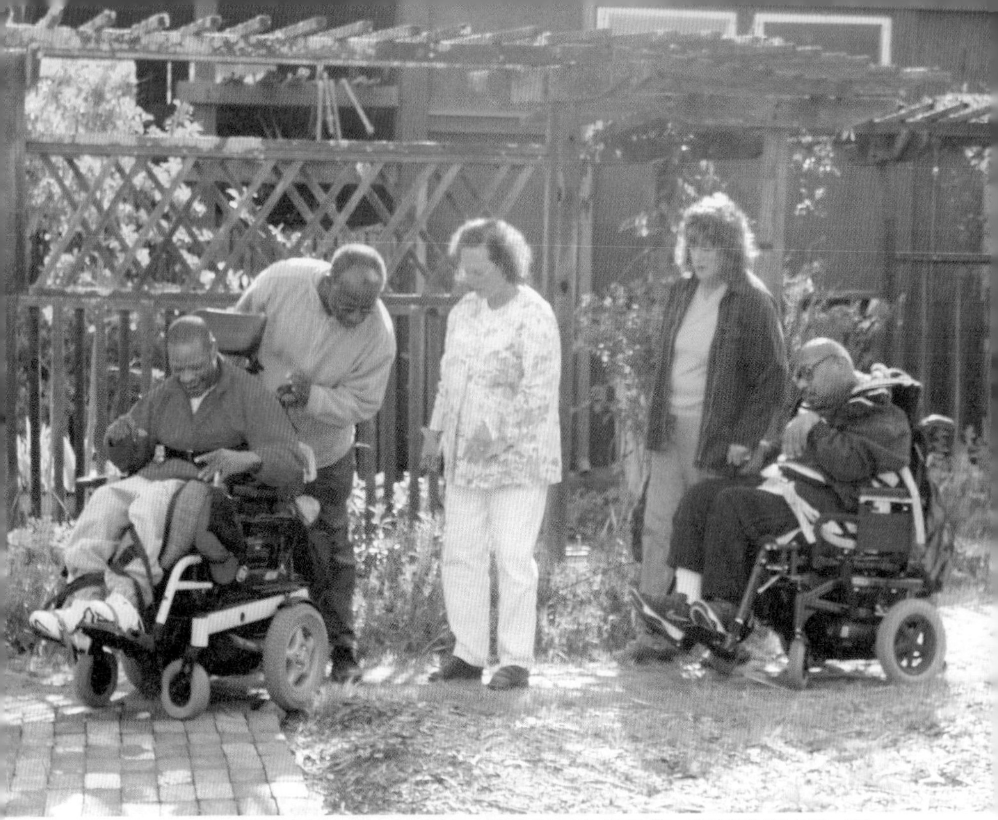

為了讓學員的輪椅行駛方便，我們特地在學校花園舖了紅磚道，沒想到還是卡了一下。

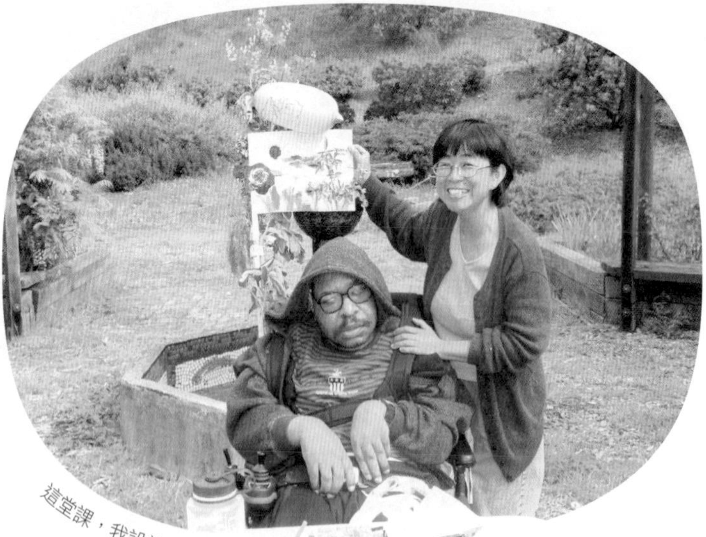

這堂課，我設計了「輪椅花車大遊行」，美吧！

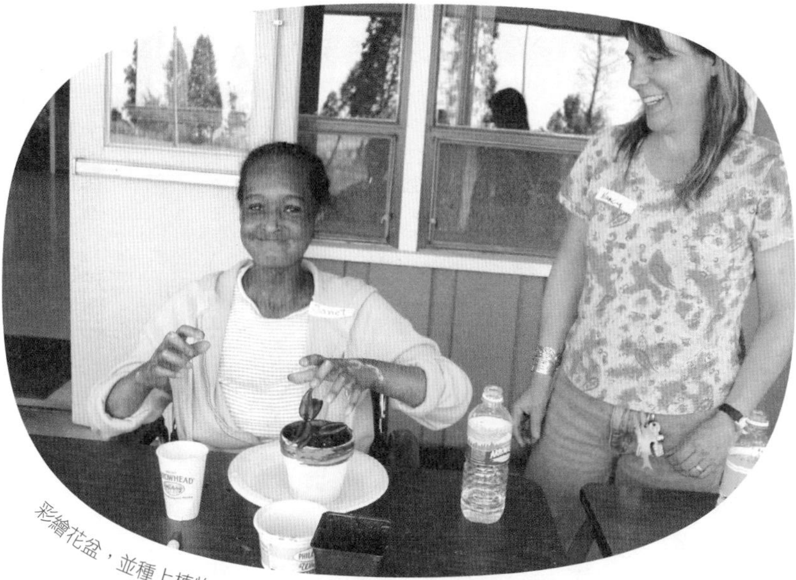

彩繪花盆，並種上植物。

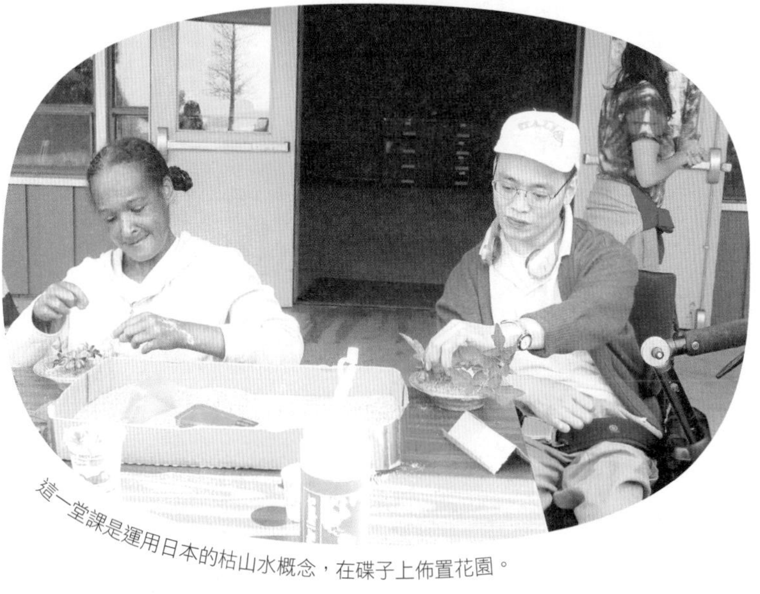

這一堂課是運用日本的枯山水概念，在碟子上佈置花園。

## 種子到餐桌的最佳教案

史考特有個朋友是小學老師，教室前面有一小片約兩張榻榻米大的花圃，荒蕪已久，只任常春藤蔓生。史考特自告奮勇幫她設計菜圃，先將常春藤除去，用馬糞和土混攪好，釘好拉線豆架，設計好栽種用工具，例如：用一根手指粗的木棍，刻上記號，撒種時以此記號為準，壓出凹洞來等。

朋友教的是小學二年級，約二十位學生，分成四組。首先，史考特要小朋友們蹲下來搓搓土，感受土壤（在這之前，史考特已在一角落預先埋了一根假骨頭），小朋友搓著搓著，哇，挖到骨頭！「是恐龍的化石嗎？」幾乎每位小朋友都驚喜不已！

接著，史考特讓小朋友分批種上秋冬季蔬菜：高麗菜、蠶豆、胡蘿蔔等。最後再澆上水。每組約花十分鐘，全場約一小時結束。小朋友做得很開心，反應都很好，對自己種下去的蔬菜充滿了期待。

在活動進行當中，曾有其他班級老師過來詢問，紛紛表示也有興趣將荒蕪的花圃改成菜圃。我對史考特說：「哇！你就要展開你的新事業了！」

在等著種子長大期間，史考特又設計了一次活動。為了以後讓小朋友能走進菜畦採摘而不會踩傷菜，史考特打算在菜畦中央用木板鋪上一道步道。而步道就由小朋友自己設計。一樣分組，每兩人一組，合畫一塊踏板。

這個階段很有趣，單單要兩個人決定畫什麼，就花了好多時間。有一組男孩和女孩乾脆從中間劃一條線，各自完成一半。我發現分組合作時，最能發現及突顯每個小孩的個性。

隔了一週，史考特將小朋友畫好的踏板帶回去漆上透明保護膠，再拿回來讓小朋友自己放到菜畦上，並疏理長得太擠的菜苗。

彩色踏板放進去，煞是好看！史考特讓每個小朋友都從上面走一趟，每位走起來就像伸展台上的模特兒，面展著驕傲呢！

而小朋友親手栽植的蔬菜，在肥土和小孩的愛心滋養下，長得又大又肥！

學期最後一週，史考特安排一次採收，教大家製作沙拉一起分享。

和長在地面上的葉菜類比起來，埋在地底、不拔出來不知大小的根莖類，如胡蘿蔔，採收過程更充滿驚喜。拔出來的剎那，彷彿就像對中獎券似的。接著，大家利用教室內水槽，將採收的菜洗淨、切塊，做出一大盤蔬菜沙拉，當然還混有史考特擔心菜不夠偷偷買來的

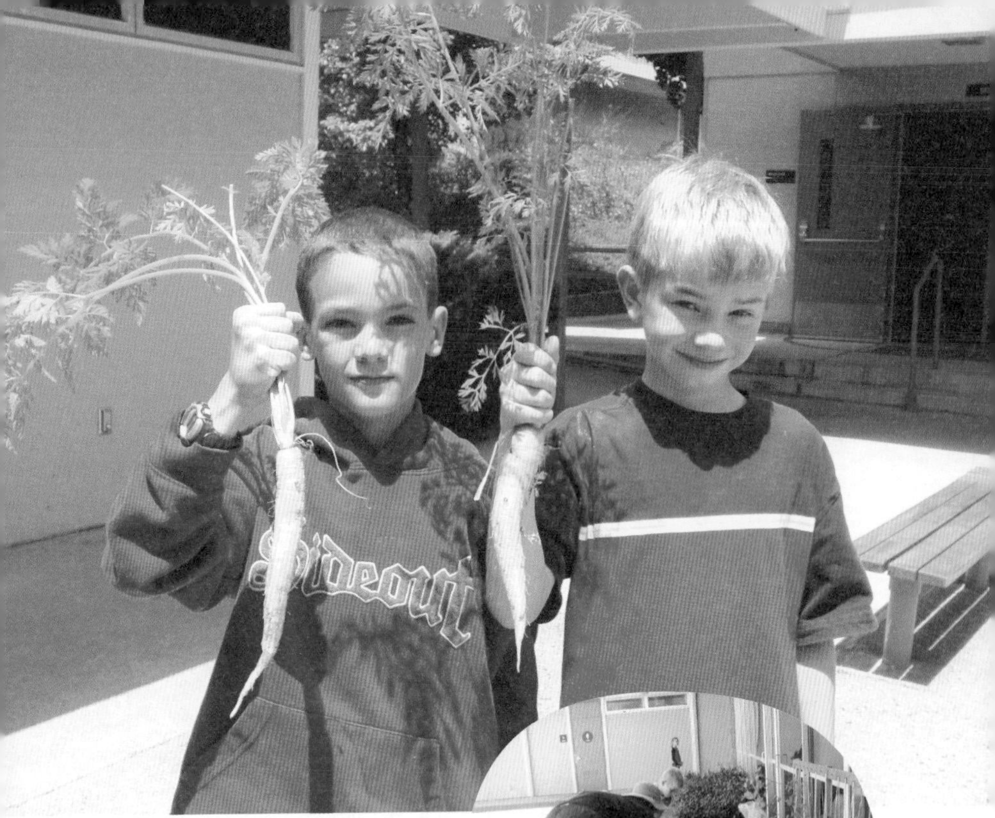


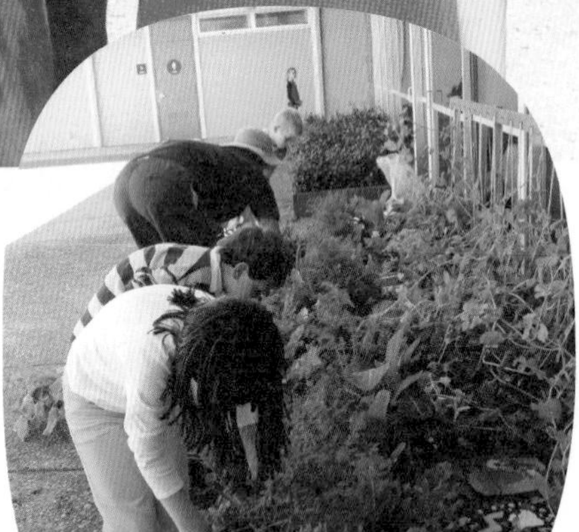

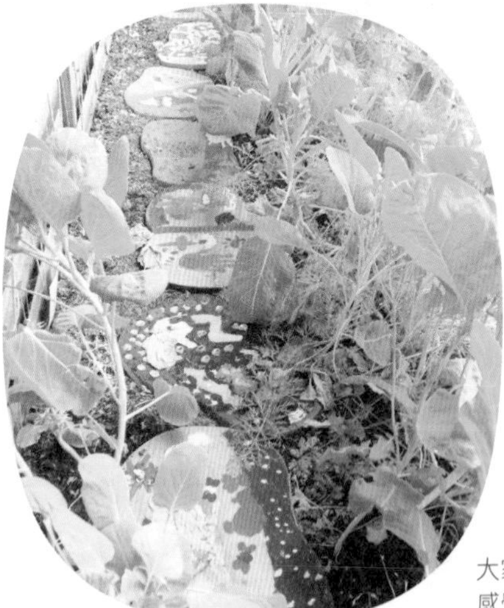

太擠的菜苗需要疏一疏，
這是種菜的基本知識。

大家一起彩繪的步道，踩上去
感覺就是不一樣呢！

菜，一起享用大餐。

看到小朋友的臉龐寫著開心與滿足，這正是「種子到餐桌」生命教育的最佳教案。

## 智障者療癒花園

我的老師凱倫在DV社大設計、經營一個療癒花園。所謂療癒花園就是將特殊的治療性設計融入花園中，營造安全、平靜、神聖、充滿生命力的自然環境，使得被治療者獲得撫慰、抒發、沉澱和激勵。

這個療癒花園是為智障生設計的，也進行園藝的職能訓練。

一進花園，可以看到兩個加高、約一張榻榻米大的花台，這是專為坐輪椅的人設計的，好讓他們可以將輪椅推進去花台底下工作。另外有座涼棚，是讓大家休息或討論的場所。其他地區則種上香草及蔬菜。香草採收後，可做茶包、花圈、香皂，或是泡入橄欖油和乳液中，或是做成卡片等，功能可多了。蔬菜則因應節令栽種，因可短期內收穫，成了園藝治療重要活動之一——收穫，可以增強被治療者的信心。

早上八點左右，陸陸續續來了五、六個小團體，一位老師帶一個團隊，總共來了約三十多位智障生，程度不一，有的很輕，外表看不太出來；有的很嚴重，得坐輪椅，甚至講話都講不清楚。共同特徵是都很和善。

大家在教室坐定位後，老師先點名一位同學帶領大家做做簡單的體操，接著講解今天要做的工作：要把土填入三百個花盆，並埋進種子；還要做香皂，準備情人節時拿出來義賣。添補器材，以及溫室、種子、苗栽等開銷的經費就是靠學生製作的產品及盆栽義賣，以及申請小額補助而來。

課程剛開始，我有些緊張。史考特上學期實習過，他提醒我：「把他們當成一般人看待，不要有分別心，他們其實和我們都一樣。」後來發現和這些學生不用說太多英語，我反而有種自在感。

我有位學生克莉絲汀（Christine），胖胖的，黑甜黑甜的，很可愛。她應該是輕度智障吧，從外表看不太出來。她不屬於任何團體，每次都是自己搭車過來的。由於同是亞洲人，凱倫老師便將她交給我帶。克莉絲汀剛來時，和大家不熟，不太講話，有時回去還會哭，父母還擔心地打過電話來詢問。後來，我們熟了，她的話就多了，和一般女孩沒兩樣，愛漂

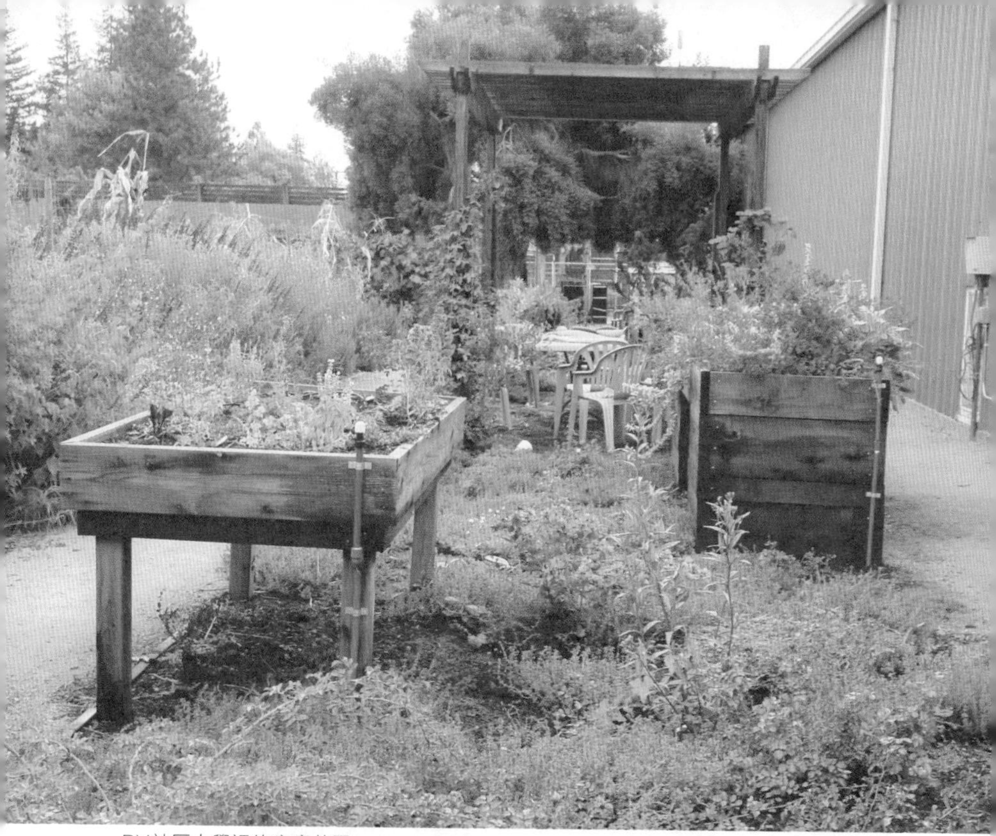

DV社區大學裡的療癒花園。

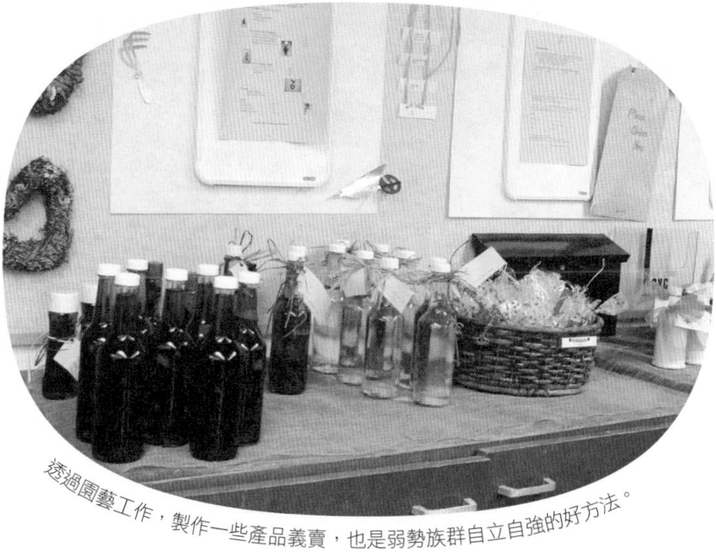

透過園藝工作，製作一些產品義賣，也是弱勢族群自立自強的好方法。

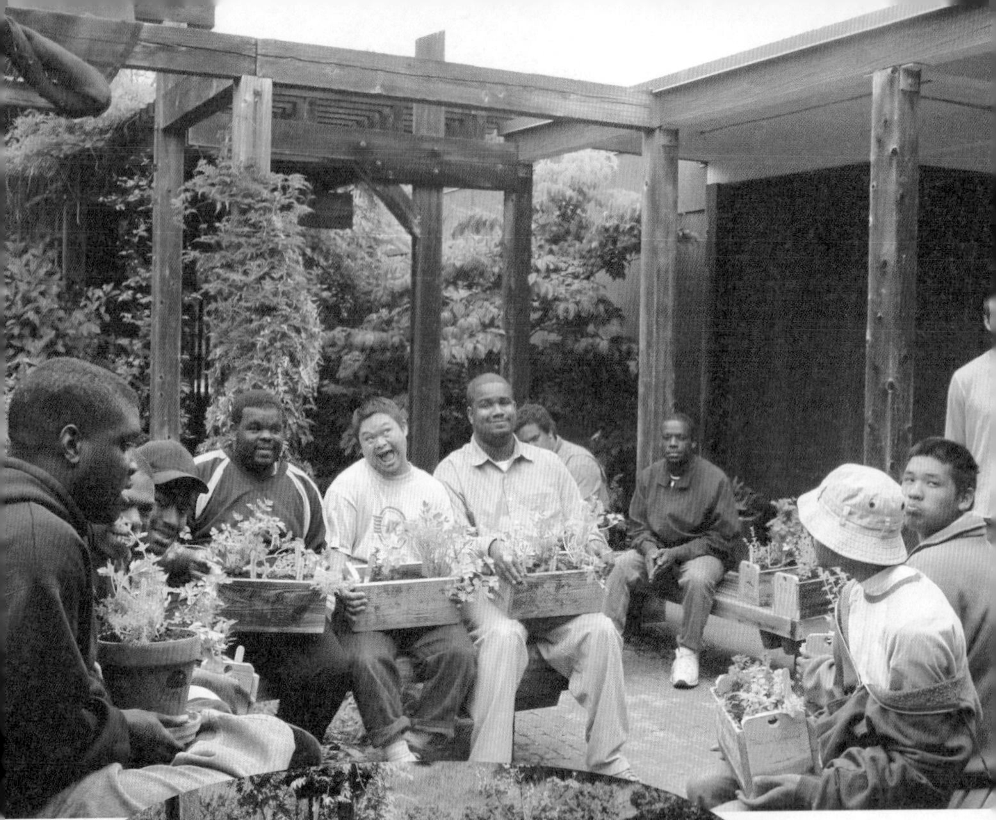

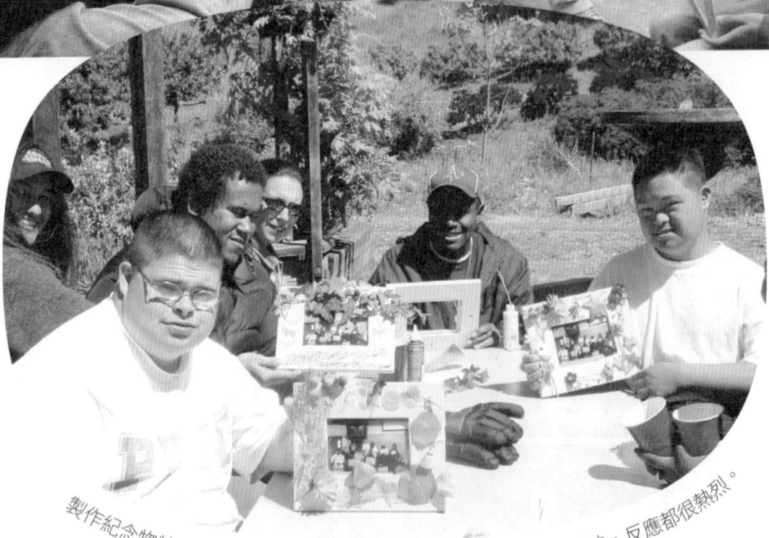

製作紀念物特別容易引發學員的情感，當他們看到自己的照片時，反應都很熱烈。

亮，愛打扮。有次大熱天穿了件新毛衣來，我稱讚了幾句後，竟不肯脫下來，即使已是汗流浹背了。每次上課結束時，老師會準備食物與大家分享，並做討論與檢討。這是大家最快樂的時刻。發現這一招很不錯，要學起來。

## 採糞育苗記

### 從動物糞來育苗

育苗課是園藝治療認證必修之課。每人必須交一篇期末報告，可以自選任何有關育苗的題目。和史考特聊起，他說：「送你一個我一直想做的題目——從動物糞來育苗。」

史考特說每回去野外常可看見野生動物的大便，他很好奇到底動物吃了哪些食物？如果是草食性或雜食性動物，應該會吃進一些種子。如果真有種子，那麼種下這些大便，植物發芽了，便可以知道動物吃了哪些植物。而且聽說有些種子便是靠這方法傳播的，因為動物胃酸會幫它消化掉堅硬的外殼。

聽起來滿好玩的，可是到哪裡找大便呀？在史考特答應協助的前提下，我當然就不客氣地收下這個禮物，決定學期末報告計劃就定為：「用動物糞裡的種子來育苗」！

第一次採糞是週二下午下課後，史考特載我到布里昂尼水庫保護區（Breones Park）。好大的水庫，聽說是供給灣區大部分居民的水量。由於是水源區，進去得有許可證，可是史考特很有把握地說：「沒關係，我們進去一下就出來。」

由於沒事先準備，我們臨時湊出三個塑膠袋準備裝糞便。水源區不准遊客帶貓狗進來，因此我們省了區分貓狗大便的麻煩。果然，才走一小段路就看到不同的大便。史考特蹲下來一個個仔細撥開來看，初步判定：圓形小如征露丸的，可能是野兔；大一點橢圓形的，是鹿。他又往山丘樹叢裡鑽，「樹叢是動物的廁所。」他說。於是我們又看到——像狗大便長條形的，可能是小灰狼；大一些，覆滿毛甚至上有碎骨的，可能是肉食性的山貓。哇！看來這水源區保育做得不錯，挺多野生動物的。

一邊檢查大便，史考特一邊教我：「碰到山貓或小灰狼，千萬不要跑，你一跑，牠們一定追，而你絕對跑不過牠們的。」那怎麼辦？「你要站起來，對著牠們，把外套張開，讓牠們覺得你比牠們大，同時發出咆哮聲，嚇牠們！」

被他一說，我開始疑神疑鬼地直往山丘樹叢裡瞧，希望永遠不要遇見牠們！

雨繼續下，只收集了三種大便就打道回府。一回去便趕緊將它們種進不同的花盆裡。

後來發現班上不只我一人對糞便有興趣，另一位歐巴桑同學的計劃是專作小灰狼的大便。她發現小灰狼大便裡有松子。我好奇地問她：「你在哪裡收集小灰狼大便？怎麼知道那是小灰狼的？牠的特色是什麼？」原來她家是個很大的果園，小灰狼超喜歡進去吃果子，果園裡到處是牠們的糞便。

她畫了一下小灰狼糞便形狀給我看，並說：「裡面一定有莓果的種子，牠們很愛吃。」並建議我上網查「動物糞便」就會有一堆資料。對呀，應該先對動物糞便有些認識吧，於是我找了些資料，並買了一本野生動物的小圖鑑，裡面有動物介紹和腳印、大便形狀，準備再挑戰一次。

挑了一天，看看天氣不錯，決定再去水庫採糞。

一停好車，便見一輛公務打掃車過來，心想：不妙！會不會是來檢查許可證的？一位男士走下車來，親切地和我打招呼。他並不是警察，但警告我說：「最近來了一位新警員，很認真在巡邏。辦一次許可，只要十美元，但抓到要罰三十。」他不建議我冒這個險，並教我到下一個工作站去取得許可。

既然他這麼說，我便乖乖開車來到另一個水庫的入口（原來還可以租船釣魚）。一問之下，十美元可用一年，太划算了！但這麼一折騰，一小時過了，開始下起小雨。我獨自走了一段路，只碰到一對遊客剛要出來，裡面好像一個人都沒有。想起史考特的恐嚇，心裡毛毛的，唉！還是選個好天再來吧。這個報告還真一波三折！

過了一星期，看天氣不錯，決定挑戰第三次採糞。這回我準備了十個塑膠袋，心想應該夠了吧。

下雨過後，路仍泥濘。由於不是週末假日，加上必須有許可證，來散步的人當然稀疏。循著上回史考特教的撇步——盡量往樹叢旁找。果然，半天時間，成績輝煌，七袋！雖然這次帶著指南出門，但仍然沒什麼把握，我想無非是鹿、小灰狼和野兔這三種吧！乾脆全帶回家去，至少報告可以以多取勝！晚上去上育苗課時，就可帶到學校去「種糞」。

半天時間加上專心找糞，走得並不遠，看看地圖，好像有條環水庫步道，便暗自告訴自己：下次找個全天時間，來環湖一圈。

這次種糞結果，有一半冒出芽來，大部分是不知名的野草，看不出這些野生動物吃了什麼。雖然沒什麼發現，可是這是一次最好玩的報告。

## 環湖一圈

適逢週六，天氣不錯，估計繞水庫大概只需四小時，十一點出門，只帶了一瓶水和一粒蘋果，便出發了。我心裡打的主意是，大概下午兩三點就可以回到家，到時再吃中餐。

這次目的是繞水庫，不打算花太多時間去找糞。一路只顧欣賞山水，又自以為是地認為只要繞著水庫走，一定錯不了，便連地圖都省了。

這季節特別多鷹鷲類猛禽，我忘情欣賞牠們在天空盤旋，真是一大享受！就這麼走著走著，不知不覺，前後遊客都不見了，大約已繞水庫一半了吧！突然出現三叉路，我直覺選了其中一條，走了約半個多鐘頭，驚覺一路相隨的水庫不見了！才意識到可能走叉了，水庫可能已離我愈來愈遠了。趕快折回三叉點，摸索半天，仍沒把握，路上又看不到人可以問，心裡直嘀咕自己：明知自己是方向痴，居然敢不帶地圖！

眼看太陽逐漸西斜，我粗估大概走了兩小時，加上迷路一小時，應該是三點多了，離太陽下山只剩兩個多小時。唉！還是乖乖地走有把握的原路回去。太陽不等人地繼續向西斜，就在我正專心和太陽比賽，拚命往前趕路時，赫然看到一整具白骨躺在路旁，由骨架形狀來看，應是一頭鹿。這時關於小灰狼和山貓的恐嚇一下全湧上來，於是我整裝了一下，右手揮著一根小枝幹、左手拖著一根大樹枝，萬一真遇上了，至少「狐假虎威」用「聲勢」取勝！就這樣一路揮舞，氣喘吁吁快步走，安全抵達入口停車場時，正好六點！

呼，我鬆了好一大口氣！

## 我是園藝治療師了

四月十七日，來美滿兩週年！

在紐約住了七、八年的雅琴問我：「你覺得在美國兩年夠嗎？」

我心裡明白，要認識一個國家，兩年真的不夠。尤其美國這麼大，風俗習慣又這麼不同，我努力適應了兩年，好不容易交到新朋友，說實在的，才開始比較客觀的認識和欣賞她呢！但，我還是決定要回去，因為來美後，我更清楚自己的個性——不住在自己土地上，我是不會快樂的。

樸門農藝老師克里斯多夫要我想像一下：「我的夢：如何在台灣推動樸門農藝」，既然是夢，就可以不負言責嘍！我便將想像發揮到極致，大家就姑且聽聽吧：

①建立「樸門農藝網站」。

②尋找樸門農藝。到目前為止，我還沒看到有人以「樸門」為名，但卻有不少人做的事和樸門精神有異曲同工之妙，例如：有機堆肥、蔬果、稻米等，希望用網站將這些人都串連起來。

③一一去拜望這些人。

④推動都市樸門，從窗台、屋頂花園做起。

⑤推動種植「蔬果、草藥和原生植物」。

⑥推動校園菜圃（以小學及幼稚園為主）。

⑦推動社區花園（與社區大學合作）。

⑧展開園藝治療。

哈哈哈！說得容易。可是，在列出夢想時，我清楚感覺到：第二春已在我心中萌芽了！終於修完園藝治療師認證課程了！忍不住大聲歡呼：我是「園藝治療師」了！

## 意外驚喜送別會

取得認證資格後，心裡除了興奮之情，還有忐忑（回台後的不確），以及不捨，畢竟生活了兩年，這一回去，不知何時再有機緣來美國了，尤其是一行朋友在我離美前準備的意外驚喜，更教我不捨這群志同道合的盟友。

話說那個驚喜前兩個禮拜左右，史考特就和我約好一起去參觀原生植物園，我不疑有詐，爽快答應。出發前，史考特還特別叮嚀：「十一點見。」

那天早上帶著外甥女德馨來到史考特家，才知他的室友艾力克斯也要去。於是一車四人直開到紅木公園（Redwood Park）。下了車走了約半個鐘頭，到了烤肉野餐區，我看到所有園藝治療課的同學，心想：「咦？大家都要來參加這次的活動嗎？」突然，陽子拉起一字條：Bon Voyage！（一路順風）和一小國旗（是中華民國國旗喔！）。大家齊擁過來，鼓掌。

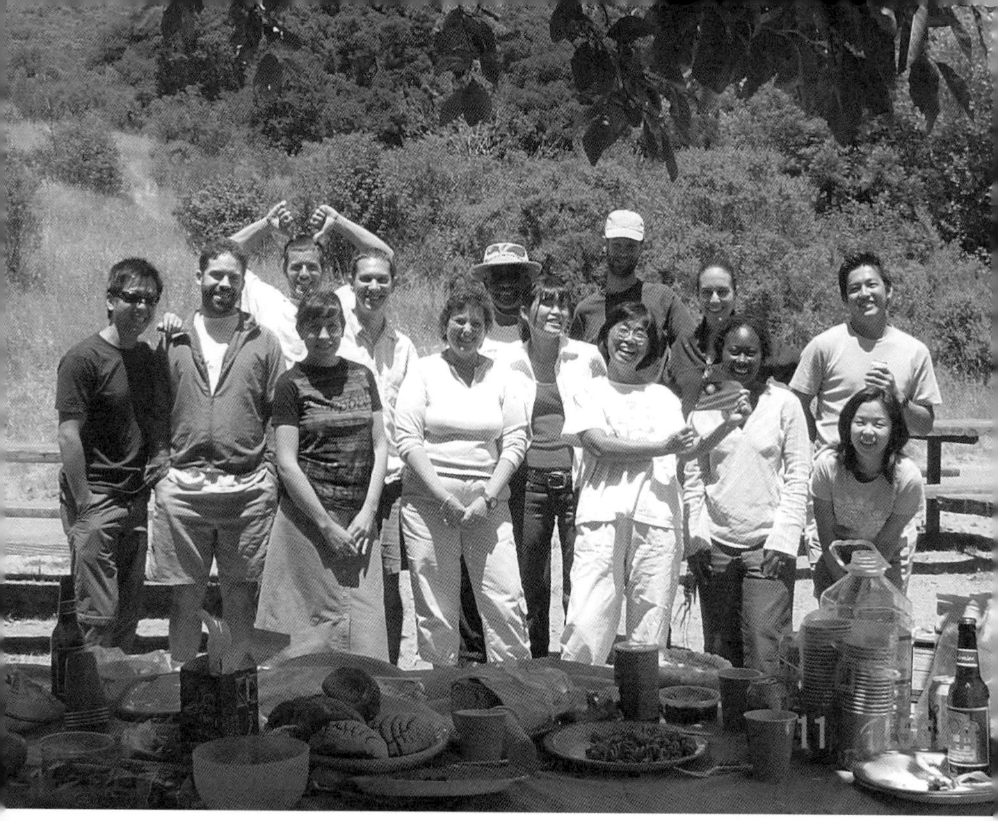

我呆了一下，才回過神來：原來是同學幫我辦送行party！呵呵，他們不知道我計劃秋天才要回家，現在才七月，似乎早了一點，但我還是感動得一一去擁抱大家！

旁邊的野餐桌已堆滿食物，大夥三三兩兩地圍著餐桌邊吃邊聊近況，有的就在一旁踢起球來。學期結束後，一轉眼這些同學也有近一兩個月沒見了。遠遠的一對男女和一隻狗走來。我睜大眼睛一看，原來是鄰居艾倫、安妮和他家的狗歐吉。艾倫是史考特的高中同學，香港ABC，在一家台灣人開的腳踏車公司工作，每年都要出差去台灣；太太安妮則是越南人，五歲就移民來美。我因史考特而認識他們，因喜歡歐吉便自動每週幫他們溜兩、三次狗。沒想到史考特居然邀請他們來，這是第二個驚喜！

又隔約半個鐘頭，嘿！克里斯多夫和他女朋友也來了！天哪！今天連三次意外驚喜！史考特在一旁得意地笑著！此時的我感覺好幸福！

事後他們描述我的反應，都得意地說：「真是大成功！」聽說，一個月前大夥就互通Email暗中計劃！我想，我一定會想念這些朋友的！

## 回顧與展望

時間過得好快，一學期又這樣過去了，我看著滿地的資料和書，發呆久久……打開電腦，開始整理我的期末回顧：

1. 交了四篇報告：

■「一座盲人花園的設計——雪琴花園」：我把克里斯多夫和我一起做的雪琴花園拿出

來當「療癒景觀園藝」（Therapeutic Landscape Horticulture）的報告。

■克里斯多夫的院子種了好多艾草，卻不會用，我便由中藥材書中整理出兩篇：「艾葉的用途」（「香草使用」課的作業）和「如何製作艾條」（「園藝工藝」課的作業）。

■「台灣的自然建築——謝英俊建築案例」（「自然屋」的作業）。

說是作業，其實都只是三五張的報告，老師們好像也不太在乎你寫什麼，重點是你要認真完成它。這裡面最認真的是「自然屋」課的同學們，幾乎每一位都立志以後要自己蓋間自然屋。

2.交了幾位朋友：樸門農藝課老師克里斯多夫、自然屋老師莎拉（上學期是同學、這學期是師生）、史蓋（上學期美洲原住民與灣區環境課同學）、史考特（這學期樸門農藝和園藝治療的同學）。雖然不知回到台灣後是否繼續保持聯繫，至少在美國這段美好日子裡，他們的陪伴和分享真的豐富了我的生命。

3.完成雪琴後院第一階段工程。由這個過程，我深深體會到樸門農藝的自然野放，往往無法讓一般人一下子全盤接受。雖然之前和雪琴解釋溝通過什麼是樸門農藝，在她表示了解與認同下進行。但做好第一階段時，一些落差就出現了。雪琴雖然看不見，但有太多親朋好友會提出各種看法與建議，慢慢的，雪琴便對樸門理念起了懷疑和不滿。這提醒我，推動樸門農藝腳步不能太快，得一步一步來。

4.在春風藥舖一年半來的接觸與中藥材建檔工作，我已可以辨識常用的五十種中藥材。

5.修過西方香草植物課之後，至少認得十種以上香草。西方香草大部分具香氣，主要用在食物烹調上。而中藥則是用來治病的，並不強調香氣與否。

6.取得「園藝治療師」（Horticulture Therapist）和「樸門農藝師」（Permaculturist）認證。

雖然還不知道拿這個證照回台灣能做什麼？怎麼做？但既可以做我喜歡的園藝，又可以服務人，我的第二春終於踏出第一步了！

## 意外收穫

雖說拿到認證了，但是學期一結束、回去故鄉馬上要面臨失業，還是教我的心情浮動又不安的，寫信往老友們身上傾倒，沒多久就接到大夥的建議、推薦與安撫信，真是令我感激得涕泗縱橫。

感謝香燕和子菁寄來《山腳下的農夫》和《女農討山誌》。第一本寫的是一對台灣夫婦，先生在五十歲退休後，決定在加州買地做自耕農的故事；另一本則是一位三十出頭女子獨力在梨山開墾的故事。五十歲夫妻檔、獨身女子都可以做農夫呀，對我起了很大的鼓勵！

當然我也看到了加州與台灣環境的大大不同。和台灣比起來，加州氣候好、土質和水都不錯，沒什麼大天災（我一位加州朋友說他說從沒放過天災假），加上消費者對環境和有機認知強，而且法律保護周全。反觀台灣，便處處是問題了，天、地、人無一不是阻礙。

這期間，透過我的樸門老師輾轉得知有位美國人彼得（Peter），娶了台灣老婆，在台灣住了十年。一九九九年在澳洲比爾・墨利森所創的「晶水社區」（Crystal Water）上過樸門農藝課後，便一直在台灣做實驗，和老婆在陽明山租了塊地，成立「大地旅人環境教育工作室」（Earth Passenger），傳授能源再利用、太陽能鍋、廁所堆肥、雨水回收、中水系統等。太好了，台灣已有人在做樸門農藝，這真是個意外收穫！

# 陽光加州

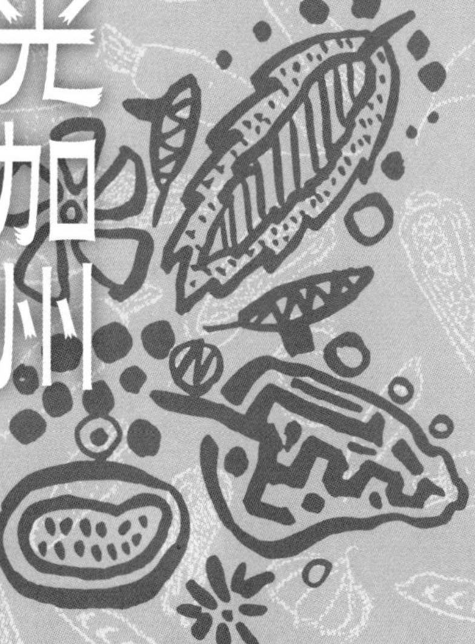

加州的天氣實在太好了，在這樣誘人、可愛的陽光下，讓人很難乖乖地待在屋內。擁抱大自然成了我在美國的最大享受！在其中，我練習閱讀大自然的訊息，學習大自然的運作，認識原生植物和野花野草的生命力，還有和野生動物相處之道，在這裡，我找回我內心的「野」性。

# 加州逍遙遊

加州的春天實在太迷人了，滿山遍野的綠，野花繁茂綻放，一群群的候鳥更添熱鬧；晚歸的太陽，讓白天加長了，每次下課，我總是捨不得立刻回家，非得找個公園郊山去走走爬爬一下才甘願。週末不用說，享受戶外的大好時光更長了，所以每次一回到家，便累得倒頭大睡。

在春天，我特別感受與了解到何謂「加州人」，他們個個身懷絕技，熟捻各式各樣的戶外運動，簡直十項全能——爬山，可不是悠閒的散步，而是穿著運動衣鞋，快步甚至慢跑在山徑上，非得弄得滿身大汗才叫爬山；騎自行車——不是我們那種悠哉式的，而是那種彎腰駝背奮力踩踏，不惜上山下海的那種，而且男女老少一起來；滑板，不只是春風少年兄的專利，三十多歲的史考特和他的一群朋友仍到處挑戰各處滑板場，甚至滑雪場；此外還有滑水等等，無一刻停歇。

在我看來，面對大自然，加州人挑戰多於享受！有人說他們「很陽光」，我想，他們每天被戶外運動搞得筋疲力竭的，大概沒剩多少時間和精力去「思考」和「煩惱」吧！

記得剛來時，老妹一位朋友告訴我：「要習慣美國，需花兩年時間！」我算算時間，差不多快兩年了。是真的習慣多了，加上史考特的指引，讓我有更多機會接觸大自然，一些隱藏多年的「野性」一一被挑起。我想，再待下去，我可能會像加州人一樣，去挑戰自己體能的各種極限！

而認識史考特可算是我的美國行最大收穫之一，除了在園藝治療這個領域的分享，他熱愛大自然，我樂得跟著他到處遊玩。

有一回，我和史考特相約夜遊自然公園。

晚上八點出發。哇！好皎潔的月亮，幾乎不用手電筒。山頂一大片平台，毫無遮攔，月亮彷彿就在你的頭上、你的眼前，從沒和月亮這麼近過！山上有三個水池，一個天然兩個人工，是動物喝水聚集的場所。史考特用手電筒照池邊，並用手杖敲出聲音，「動物聽到聲音會轉過頭來，經手電筒一照，眼睛會發亮。」我們照到一雙眼睛，「那是臭鼬。」史考特說。然後我們在池邊選了一塊草地坐下來，關掉手電筒，豎起耳朵、睜大眼睛，觀察著四下的動靜，有兩隻貓頭鷹相互應和……又看到兩隻鹿影跑過……「再往裡頭走。」史考特指向裡面的那座天然池說。他手電筒一照，哇！照出十幾隻發亮的眼睛來！「那是一種小灰狼，牠們常會群聚在一起。」在手電筒掃射下，史考特發現牠們在移動。「快走！我可不希望被狼追。」史考特說，小灰狼發現獵物時，會先跟蹤然後包抄，最後群體撲上去。他一邊說，一邊回頭看，弄得我也跟著緊張了起來，三個鐘頭的夜遊就這樣匆匆結束！

事後想起，還是很難得的經驗呢。在台灣，我幾乎記不起來何時和動物這麼靠近過……

## 藍草音樂

又是拜史考特好玩心所賜，我有機會認識「阿緒肯納茲」（Ashkenaz），聽到所謂的「藍草」（Bluegrass）音樂。藍草是美國南方特有的一種牧草，藍草音樂則是一種起源於美國南方德州的民俗音樂，通常用班鳩琴（banjo）或吉它演奏，特色是音樂輕快，以及像爵士樂般的即興。

「阿緒肯納茲」成立於一九七三年，是個由公益團體主持的社區型音樂舞蹈中心，提供各種另類音樂和舞蹈的表演、教學空間，每晚幾乎都安排了節目，讓另類的藝術家有發聲的舞台，票價只要十到十五美元。說實話，這就是我喜歡柏克萊的原因，在這裡什麼東西都有可能，任何事都可能發生。

中心大約可容納百人，木板空間，前面是舞台，兩邊零星擺放了幾張桌子，先到的可以佔到桌子，而晚到的，有的拉張椅子、有的乾脆席地而坐了。通常中間或前面會讓出空間來，讓情不自禁的人翩然起舞。

那回同行的還有史考特的媽媽和繼父，我則約了莎拉和馬克（就是我的自然屋老師和她的盲人男友），結果莎拉因身體不舒服而爽約。

我們到時才過七點，幸運佔到桌子位置，史考特繼父買了杯紅酒請我。台上幾位高中生正在預演。演奏會是為了聲援一位被判死刑的黑人，他被誣告殺了一位獄吏。這起案件上訴長達二十多年，這些年來的獄中生活，讓他成了一位佛教徒，並寫了一本書叫《尋找自由》（*Finding Freedom*）。台上幾位高中生正在朗誦書中的文章和詩。

七點半一到，演奏會開始，由兩隊藍草樂團擔綱。第一團平均年齡較大，樂器也較傳統。音樂一響起，「啊，原來這就是藍草呀！」在我聽起來，它有點像鄉村歌曲，節奏極快。第二團就精采了，團員都是年輕人，除了吉它和班鳩琴以外，低音大提琴、小提琴、笛子都出籠了，技術純熟，樂曲流暢極了。可惜聽不懂歌詞，但時而聽到聽眾的笑聲，顯然深得同感。會後我買了張ＣＤ回去好好欣賞。

## 露營野趣記

有多久沒露營了，大概從大學畢業以後，就沒再嘗試了吧？記憶中的帳篷又笨重又難搭，得靠四、五個壯丁才拉扯得開，大學時期的回憶讓我對露營敬而遠之。尤其是年過四十以後，我為了貪圖方便與舒適，外出住宿都以民宿為主。沒想到事隔二十多年，還有機會重溫舊夢。

史考特有天心血來潮說：「春天到了，是露營看野花盛開的好季節。剛好這週六是滿月，一起露營去。」於是約好週六中午出發，到「迪阿布羅山州立公園」（Mt. Diablo State Park）露營去。他負責帶帳篷（雙人雪地用帳篷）、睡袋、炊具和食物，我除了衣物以外，只負責帶第二天早餐的鬆餅材料。

迪阿布羅山位在舊金山灣區東邊，最高點約一一七三公尺，相當陽明山的七星山吧，算是灣區一帶最高的了。

在露營道具和食物把後車廂塞得滿滿後，我們上路了。到達營地的路程並不遠，開車約半個鐘頭。史考特是識途老馬，而同樣是加州人的艾力克斯竟是第一次露營！我們在入山口付了十二美元的露營清潔費，便直接開進露營區。「這個位置是我最喜歡的。」不錯，這是一個很好的展望點。露營區內，用天然樹叢劃出一個個帳篷區來，每個帳篷區都有停車位和一個火爐。車停好後，下午兩點，天色還早，天氣實在太好，我們決定先去爬個小山，再回來搭帳篷和煮晚餐。

史考特帶著我們盡往小徑陡坡鑽，上上下下的，還真有些挑戰性。一路上我又看到了好多糞便，老是不由自主蹲下來瞧它一瞧。要不是沒帶塑膠袋，可能又會裝好幾袋回家種。走到快到山頂了，史考特說：「山頂明天再攻，我們得在天黑前回到營地。這裡深夜可不適合爬山。」

時間算得正好，爬了四個小時的山，欣賞完夕陽，剛好回到營地。

拿出帳篷，史考特一人兩三下就搭好了。現在的帳篷設計得又輕又好搭，「這樣的帳篷，我也會搭。」我心想。接著是升營火，由超市買來的木頭太溼，直冒黑煙，加上風大，嗆得史考特直流眼淚，口中嘀咕：「下次再不買這家的了。」營火升起後，史考特又搬出全套野炊道具——戶外瓦斯爐、烤架、煮水瓶等，史考特邊躲煙邊煮飯烤肉，約半個鐘頭後，端出三個「紅黃椒包飯」，還有一盤香噴噴的牛肉ＢＢＱ，真好吃！

飯後，聊了一下天後，打開睡袋準備睡覺。兩個大男人和一個女人，這雙人帳篷顯得有些擠，我建議我回車上睡，他們反對說：「我們就是要你體驗這裡的露營生活呀！」好吧，反正只一晚。

晚上皎潔滿月升起，照得營地通亮，根本用不到手電筒，史考特拉開帳篷天窗讓大家看個夠，我沐浴在月光下緩緩入睡……半夜被擠醒，睜開眼睛，看著月亮從天窗這頭滑到另一頭，曙光逐漸亮起……。我和史考特一大早就起床準備早點，風實在太大了，我們將火爐架在小樹叢裡，簡單煮個開水、泡個紅茶，配上麵包，就算解決了早餐。

六點半，我們好整以暇地看著太陽緩緩升起，雲層雖厚，但太陽仍奮力撥開雲層，努力灑下第一道光芒！視野真的好遼闊，我說：「我可以坐在這裡發呆一天。」可是他們可沒讓我這麼悠閒，收拾起帳篷就說：「走！去山頂！」我以為又要爬山了，沒想到是車子直達山頂。山頂搭蓋了一個觀景樓，可三百六十度遠眺環視。艾力克斯下午要參加阿姨七十歲大壽，我們於是十一點下山，吃完史考特本來預定在山上做的鬆餅當午餐後，便整裝打道回府。

## 摘野黑莓品酒會

外甥女德馨利用暑假來美國渡假，正巧遇上我們的摘莓釀酒計劃。那回，不到兩小時，我們幾人七手八腳地摘了五加崙（大約二十公斤），很輝煌的成就吧。野黑莓渾身是刺，穿長袖長褲並戴上手套，還是被刺得哀哀叫，不過真是好吃。

摘完黑莓後就是重頭戲：台西釀酒大會。史考特用西式釀酒法，先將黑莓搗爛，加上等量的水，再灑上酵母菌和玉米糖，蓋上蓋子，第一階段工程結束。接下來得每天攪動兩次，然後過濾，一個月後，就有黑莓酒可喝了！

我用的是台灣土法——一層黑莓、一層砂糖，重複疊到瓶子的三分之二高（不能堆滿，以防醱酵時，氣體衝出來）。打算回國前來個品酒大會，讓大家比較一下中西釀酒法的口味。不管結果如何，至少在製作過程，我的土法簡單太多了。

## 造訪藝術公園

身體頗為虛弱的莎拉，幾次約會出遊，她都無法參與，所以一等到她狀況好些了，我們便約了一起去逛「藝術公園」（Art Park），然後去她朋友家參加聚餐。

所謂藝術公園，其實是一塊由廢棄土填出來的海埔新生地，原來只是荒地，沒人管，因此吸引了許多遊民和藝術家，他們利用漂流物，如木材、保麗龍等搭起各式作品。後來因遊民愈來愈多，引起當地人恐懼，政府於是加以規劃，強力驅逐遊民，再將藝術品整理陳列與展示，但如此一來，也停滯了這塊新生地的創作生命力。

莎拉說她六年前來過，「那時沒那麼整齊，樹也沒那麼多。」她記得自己還曾經想在這裡蓋一棟「自然屋」呢！

這次造訪，長了好多野生小茴香，連空氣都飄著濃郁的香

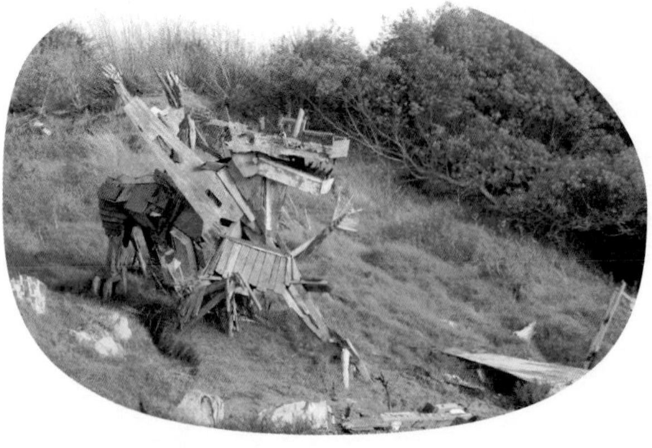

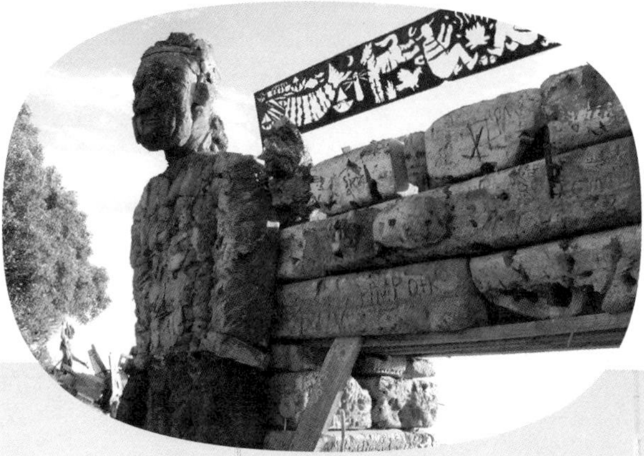

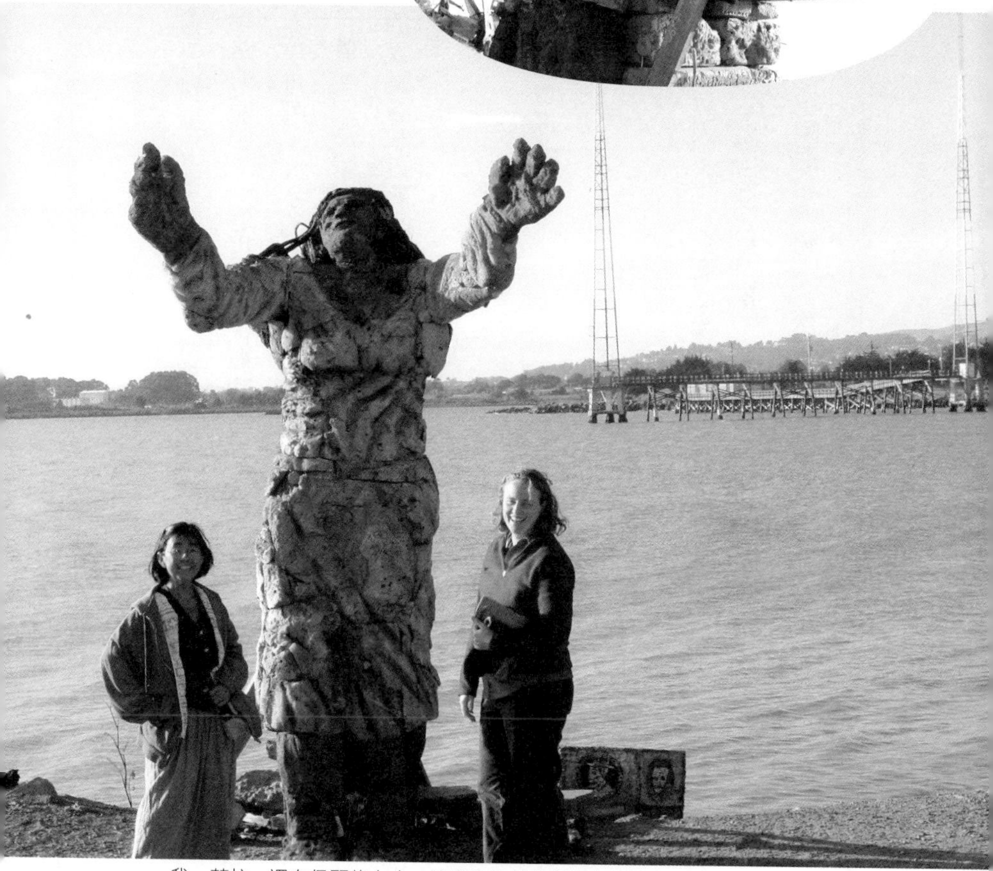

我、莎拉，還有保麗龍女人。這裡和繁榮的對岸有著強烈的對比。

氣。「曾有位藝術家在這裡用小茴香枯莖蓋了一棟房子。」莎拉指著一堆頹倒的枯莖說。路一直伸向海灣，就在路的盡頭，一個用廢棄保麗龍搭成的高大女人向你展開雙臂，好似在說：「歡迎！」路的左邊排列、展示的是藝術家用漂流板作畫的作品，內容畫的多是社會下層生活與現象，充斥著暴力意象，路的右邊陳列則都是漂流木彫塑物：一棟木屋、一隻大蜘蛛、龍等。這裡的反社會和社會邊緣化氛圍，和對岸龐大的COSCO消費建築物，成了強烈的對比。

## 登山奇遇記

我深深迷上了登山！每天下午只要有陽光，我的心就開始浮動，腳開始發癢，手不自禁抽出一張自然公園地圖（我收集了二十多張灣區登山步道地圖），畫出一條路線，水壺加滿水、背包塞進鳥圖鑑、野花圖鑑和筆記本，然後，上路！

六月的白天可長了，五點半日出，直到八點半才日落。日出不容易趕上，日落便不願錯過了。通常我會下午四、五點出門，走上三個小時，剛好是日落時間，看飽了夕陽，再心滿意足地下山。

一天，刮著風，有點陰，涼爽不熱。我用台灣經驗判斷著，應該是很好的爬山天，於是選了條陰涼的森林山路，壓根兒忘了有陽光和沒陽光處的氣溫落差：有陽光處像夏天，可能熱得只穿無袖衣服；無陽光處則像冬天，得套上保暖外套。

穿梭在森林小徑，天更顯得陰冷了。看著兩旁的樹林，想起史考特說的：「灰狼和山貓通常日落時刻出來覓食。」暗自提醒自己：不能太晚折返。走著走著，風似乎愈來愈強了，東邊山頭烏雲密佈，「好像要下雨了？」走快一點！咦？三叉路！對著地圖，我選了其中一條，結果，一如以往，總是選錯路。等我發現時，已走了好一大段路，只好勇往直前。放眼四周，一個人也沒有。烏雲不斷湧過來，我的腳步也跟著愈走愈快，心跳加速，「沒人知道我在這裡，如果出事了，怕連屍骨都難找到吧？」就這樣自己嚇自己，最後，竟小跑步了起來……

呼！終於在太陽下山前，走出山徑。但天要黑了，不能走原路回去；可是，我的車子停在那個山路的出口，該如何是好？看看地圖，只好走另一條以前走過的路，較多人去也較開闊，運氣好的話，說不定可以碰到下山的人，搭個便車。但一路走下來，沒見個人影，心想可能不太有希望；最壞的打算便是多走三個小時，回去停車處。

一邊走，一邊祈禱……嘿！居然看到一對年輕人正研究著野花。我高興地走上前去：「真高興看到你們！你們要下山嗎？你們開車來嗎？我的車停在另一個出口，因太晚，沒辦法走回去……」我支支吾吾地解釋著，「你可以載我過去嗎？」小情侶爽快地答應了。上了車簡單交談後發現，男的是韓裔美人，女的是韓裔日人，都還在唸大學。

好不容易下山了，經這麼一折騰，回到家都過九點了，只好煮個簡餐囫圇吞。唉！想起山上無助的心情，我竟有些孤寂而傷感了起來……

## 感謝貴人相助

週六，再度背起所有裝備，選另一條山徑走走看。

記取上次教訓，為免時間太緊迫，我提前在下午三點半出門。四點前來到登山口，咦？居然要停車費四美元。既然來了，姑且安之。

車停好，背上登山背包、拿出防身手杖，將車門關上，準備上路。「糟了！鑰匙鎖在車內！」我在附近找了根樹枝，試著從車窗縫裡伸進去，拉出窗鎖。沒用！我需要一根鐵絲！

想到收費站員或許可以幫忙。我趕緊走回去，竟看到那人正準備關門回去?!原來收費站只開到四點，我到時差十分四點，怎麼不告知一聲，真是太不厚道了，這四美元花得有些冤枉呢。

收費員聽了我的狀況後，反應是：「你要不要打電話？」我腦子一搜尋，家裡沒人，朋友中只記得史考特的手機，而史考特今天和家人去千哩遠的克力湖（Clear Lake）歡渡父親節。我搖搖頭，問他：「你有沒有鐵絲或衣架？」他也搖搖頭，一副急著要走的樣子，只好麻煩他載我出去找人家。第一家，沒人在。路口有個馬場，他放我下車說：「你去問問看，我要回去了。如果路上遇見公園巡警，我會告訴他，但沒把握。」我點點頭，無奈地下車。

在馬場四處徘徊張望，有三個人正在騎馬，直覺不是我要找的人。我繞了又繞，看到一輛卡車駛進來，心想有可能，於是走過去說明由來，卡車司機是個西班牙語系的外來勞工，英文不太通，但一口就答應幫忙，叫我等他打掃完。約十分鐘後，他拿了幾根鐵絲，載我回停車處，問我：「你來這裡幹嘛？」我回答：「登山。」他一週工作七天，大概沒有空登山吧，我答得有些心虛。看了一下狀況，他抽出一根長鐵絲說：「這個簡單！」穿過車窗縫，兩三下便拉起車鎖，門開了！真是太感激了。

接連兩次都是遇上「外國」貴人！我深深體會到那種外地人碰到問題時的無助感，內心暗自發願：「我以後也要盡己所能地幫助外地人。」

## 跨越悲情

週日我又走了另一條山路，有了前幾次一人登山的經驗後，我發現這次心情有很大轉變！剛開始時，我總有絲異鄉悲情：自怨自哀、無助、孤獨等負面情緒。

有位美國女同學曾對我說：「下次你要登山找我。我喜歡登山但不敢一個人走。」在這裡，女人登山至少要帶條狗和一根手杖。但要找個伴，真的太難了！一是大家都忙；二是都住得遠，見個面得開半天車；萬一不對味就傷腦筋了。我喜歡慢慢走，一路賞鳥、認野花等，但也不想變成朋友那樣，只因找不到伴，就放棄享受大自然！

於是我一試再試，調出一個我覺得安全的時間和距離來——把時間拉長、腳步放慢，盡量不走森林小徑，選擇陽光小道，嘗試閱讀大自然傳遞出來的訊息，練習不要逞強，不一定得走完規劃的路程，一有狀況就回頭，下次再來！放輕鬆！

這次我跨過了「悲情」，有了一次最棒的獨自登山經驗，世界擴展了，心情開朗了，和大自然更融合了，那真是一大大享受呀！

這次嘗試摸索後，接下來的日子簡直如魚得水。而巧遇灰狼，更是一次難得經驗。

大約兩星期後，我決定再走一次比陽明山國家公園大上好幾倍的布里昂尼公園，其實我已走完三分之二路徑，估計再三次可以走完。想想，大概很少人像我這樣「掃」山的吧?!連經常爬山的史考特都說我可能已走得比他還多了。

這回選的是沒走過的山路。眼看七點，夕陽快落下了，不能拖了，我趕緊下山。碰上岔路，我不想走原路，選了另一條。才走沒幾步，看到路當中一堆灰狼糞（自從做了動物糞報告後，現在最會辨識的便是灰狼糞了），心裡便嘀咕著：這在告訴我什麼嗎？再往前走五分鐘，嘿！一隻灰狼就在我前面不到一公尺處。我以前看過的灰狼，都是晃過的身影，這次居然大喇喇地在我眼前出現——大小像狼狗，尾巴下垂，嘴巴很尖很長。當時的我倒不怎麼害怕和緊張，我們對看了至少一分鐘，後來我直覺舉起手上的拐杖，灰狼轉身就走了。

我想了想，灰狼總是成群結隊的，難不成牠是來告訴我不要走那條路嗎？這次我乖乖聽自己內心的聲音，走回原路。

## 面對自己

我在柏克萊圖書館借到一支紀錄片，名字是「面對它吧！一群女人探索她們老去的臉」（Let's Face It : women explore their aging faces）。主角有七個女人，從四十八歲到六十三歲，來自各行各業，有建築師、老師、藝術家，其中一位是導演，每個禮拜，她們會約定一天聚會跳舞。有天導演突發奇想，拿起錄影機把這些女人攝入鏡頭。當影片放出來時，大家第一次這麼近距離地看自己的臉——皺紋、眼袋、臉皮下垂，沒有一個人可以接受這個事實，也因此激起導演對女人「老」去心情的追蹤。片中紀錄著每個人面對自己的「老」，進行非常深沈的自我思索與討論，以及她們是如何接受並真正面對自己老去的身體。

短短半個鐘頭，卻紀錄了每個人的心路歷程，我深受感動。

看完後，我忍不住也去照鏡子面對自己的臉。以前總是下意識的躲避它，或假裝接受了，就像片裡的她們，總忍不住要用手去拉一拉皮。我不禁想到蕭芳芳在電影「女人四十」得金馬獎，上台領獎時，禮服袖子突然滑了下來，她說了一句名言：「沒辦法，女人過了四十，什麼東西都往下掉。」

我四十八歲了。

## 和身體對話

前幾天吃了史考特煮的Leek湯（韭蔥，像我們的蒜仔，比蔥還粗大），加蔥、洋蔥、大蒜再加牛奶和起士。不要懷疑，味道還不錯。

之後，我的身體起了反應——口渴、小便鮮黃、不停放屁。我突然對自己身體起了極大興趣，為什麼有這些反應？這些食物是寒性還是熱性？據我所知，蔥是溫辛類，那我的反應是因為身體太燥熱嗎？

因為身體一向都不錯，印象裡，我很少和我的身體對話，大部分是我的身體默默承受一切。現在，大概是年紀大了，身體開始出狀況，我剛好可以藉著反應來了解它。在安迪書架上找了幾本中醫書來讀。首先，最基本的，到底我是「熱性」還是「寒性」體質？一查便頭昏了，好複雜，有「表熱」、「表寒」、「表熱裡寒」……，中醫特別強調不是「症」，而是「證」。症指的是外面呈現的症狀；證則是表裡整體的狀況。我勉強對應出來，覺得自己好像是主熱但帶一點寒和溼。於是，拿起冰箱裡的薑，煮碗薑湯喝喝看，我的想法是，薑屬「溫辛」、「發散風寒」，如果我是熱性，那它只會讓我更燥熱。喝了一碗，很好喝，身體沒特別反應。哈！頓覺自己好像是現代神農嚐百草！

抽出一本《中醫常用中藥材手冊》，裡面密密麻麻的注釋，每一種藥材說明旁都貼上一個藥材樣本，對安迪當年下的功夫，我不得不佩服。

要當所謂的治療師，是不是該先了解並療癒自己？我想。

## 斷食清腸

春假期間，我花了三整天作完四篇作業和兩篇在家考試（take home quiz），完成後人就攤掉了，什麼也不想做。去家庭旅行回來的史考特打電話來問：「嘿，我想做『食療』，你有沒有興趣一起來？有伴比較好玩。」史考特花樣不少，每次他問我有沒興趣，我總是好奇地點頭，反正也沒損失，有時收穫最多的反而是自己。

「什麼是『食療』？」我問。「我這兩天吃太多，需要清腸清胃……」史考特回說。那不就是我們所謂的「斷食」嗎？「你過來一趟，我們一起選食譜。」他說。

晚上到他家後，他拿出一本書來，我一看，食物民俗療法。反正春假沒事，就試試看。由於我是第一次做，不敢一下選時間太長的療法，加上史考特懷疑他有膽結石，因為肚子下方常隱隱作痛（有時候，我懷疑他有輕微慮病症，呵呵），於是我們選了一個四天排膽結石的食療，只喝蘋果汁、或搭配蒲公英煎汁（中藥裡，蒲公英可解毒）、甜菜根汁（像我們的大頭菜，紅色的），最後結石會被排出。我應該沒結石的，但蘋果汁和蒲公英汁都很溫和，我就當是清腸好了。

前一天得喝一種植物油，拉拉肚子清清腸。我學史考特喝了三匙，結果半夜就發作了，第一天就在跑廁所中度過，便便中混了紅色甜菜根汁，看起來挺嚇人的。史考特後來分析說：「你體型太小，只需喝我的一半量。」

第二天，大概已沒東西可拉了，停了。早上感覺精神還不錯，出去走了一小圈。以前走路是為了運動，為了消耗體內過多能量，總是快步走，恨不得把身上多餘的油脂全甩掉；而且就算餓了，再吃就是了，全無後顧之憂。但這次由於怕引起飢餓感，我走得很慢，一步一步的，倒像「經行」。到了下午就不行了，開始覺得頭昏想睡，連書都看不下去，只好到陽台做做園藝。

史考特是箇中好手，已有六次經驗，最長一次是兩個禮拜，為了了解我的狀況，他隨時和我保持連線，我告訴他我判斷是因為少了「咖啡因」，因我平常不是喝咖啡就是茶。但史考特認為是少了蛋白質來源，腦袋不管用。

第三天，看天氣實在太好，我決定出去走山，試試體力如何。一樣走得很慢，一步一步去感覺自己的身體。沒想到，我前後走了四個小時都沒問題，看來我體內儲存了不少能量。除了聞到食物香味，引起飢餓感外，三天下來，我很滿意，特別是這三天安靜地與身體對話，體驗它的反應，是我以前所沒有的經驗。

今天是食療最後一天，我晚上要開始進食蔬菜，儲備應付忙碌生活的能源！

# 風來了

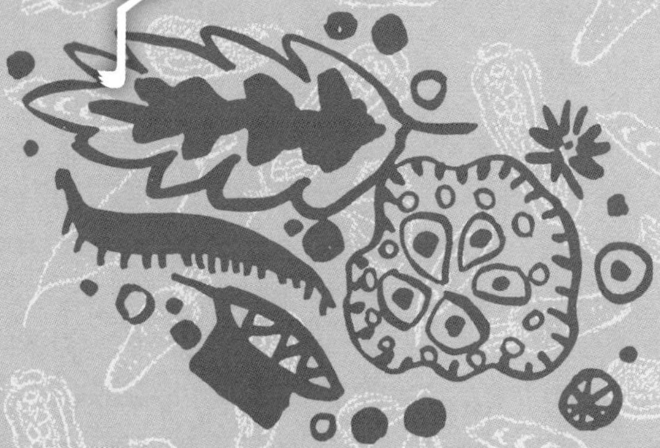

二〇〇四年九月，我帶著「園藝治療」和「樸門農藝」這兩個第二春大夢，回到台灣。一轉眼，兩年多了，這兩年我一直在找尋我的「風」往哪裡吹。我隨時提醒自己：「不要再逆風飛行了。」這次要御—風—飛—行！

## 沉潛與實驗

### 在過去中，看到未來的路

為了整理這本書，我仔細重讀那兩年半在美國寫的週記，一幕幕歷歷在目，彷彿又回美國走了一遭，也藉此重新審視了自己，是誰說過：「在遺忘的過去中，我們看到了未來……」於是，對自己有更深一層的了解，帶著更深的自省，去面對未知的新路。

回想第二年，第二春遲遲未出現，持續的焦慮和悶了太久的情緒突然爆開，連續幾週週記都寫了對我妹夫安迪的諸多抱怨。說實在的，那兩年半要不是安迪收容，我可能真如那位美國在台協會面試者所說：「你的錢不夠！」要不是他讓我去春風打工，我不會如此接近中藥……。如今想來，真是慚愧！

又如，和雪琴合作「盲人花園」的過程，我驚覺到自己根本沒做到「園藝治療師」的角色。當時的我，滿腦子樸門農藝，只顧和老師互動、學習，而忽略了最需要被照顧的雪琴。我深深體會出我做為一位園藝治療師所缺乏的部分——我必須要有一顆更柔軟的心，我得練習將自我放下，處處站在別人立場，為別人設想。我用腦時間要減少，用心時候要增加很多很多。

在近五十歲再度出國唸書，說不吃力是騙人的！光是近視眼加上老花眼，上課一下看遠的黑板、一下寫近的筆記，就吃不消了；體力不支，無法熬夜唸書；還有記憶力的衰退等等。能殺過這些重重障礙，真要大大感謝電腦的發明，尤其是Email發揮了極大的功能。

為了讓在台好友們分享我在美的心情及學習，我定期寫週記傳給大家。為了每週能有東西寫，我把觸角努力張開，積極去找報告題材。而每在情緒低落時，Email一傳出去，總能在很短時間內，收到許多好友的安慰。如果課業缺了什麼，在國家圖書館服務的明玲，總是很快傳來許多資料；英文報告也總在最短時間得到英文高手安東尼的修定。我常笑說：「我的學業有一半是他們幫我完成的。」

還有家人的默默支持，他們不解地看著我硬是將人生歸零，隱忍著疑慮與擔憂，取代的是無盡的包容。沒有他們，我的尋春之旅不會走得那麼瀟灑。

帶著「園藝治療」和「樸門農藝」兩個大夢回來，這兩年我一直在找尋我的「風」往哪裡吹。我隨時提醒自己：「不要再逆風飛行了。」這次要御—風—飛—行！

## 草盛園的實驗

回台後的兩年可以說是我的潛伏觀察期，首先，我躲在好友俊秀提供的三峽荒地學做農夫，實驗樸門農藝的可能性。

園藝治療其實是在建立植物和人之間的良好關係，利用植物來刺激、喚醒人已遲鈍的感官——觸覺、嗅覺、味覺、聽覺和視覺。因此唯有健康的植物才能提供身心靈已疲憊或生病的人最好的能量來源。

我一直堅信：可以照顧出健康植物的樸門農藝和園藝治療絕對是最佳的搭配！

我和一些好友組了個「農夫班」，一方面希望大家能在親身參與修整三峽荒地中有所收穫；另一方面，也希望透過大家的反應，來修訂方向和做法。在大家的發想與表決下，「草盛園」這個名稱誕生了——與草共生的農法，正是樸門農藝精神之一。可是每當春夏野草蔓生，「草盛豆苗稀」時，又免不了要自嘲一番！

兩年前，當我摸著這片偏黏的土地時，心裡就訂下兩年計劃——改善地力。我們自己做廚餘堆肥，每畦輪流堆放；和宜蘭種有機稻的朋友要稻草和稻殼；自己養雞，為的是收集乾淨、無抗生素的雞糞。然後，鼓勵園主俊秀種植原生樹種和藥草。

堅持不灑農藥、不施化肥的我，除了要面對大自然的嚴苛考驗以外，最具挑戰的是人的質疑：「你是搞什麼？」「看不懂啦！」「你這麼做無效啦！」幸運的是，俊秀夫妻的支持，讓我理直氣壯地走下去。

延續在美兩年半的習慣，至今我仍持續寫著週記，記下在這片土地上曾做的努力和各種成功、失敗原因。

此外，又參加同好舉辦的「Permaculture聚樂部落」，試著透過讀書會將所學的理論與大家分享和討論。

## 尋找本土素材

在美國，香草植物是園藝治療的主要素材，因為它們的香氣帶給人五感的刺激。但這些香草植物大部分是溫帶植物，台灣這幾年雖然大量引進，但仍有許多植物度不過炎熱的夏天，本來多年生卻成了一年生。於是我開始思考：台灣有自己的素材嗎？那些土生土長，形同野草的「青草藥」呢？

因此我到萬華青草巷拜師學藝上「青草藥」課。這一上，馬上發現台灣幾乎是「無草不藥」，根本就是藥草天堂。於是草盛園裡本來視為頭痛的野草，全成了寶。每次上山，我就試著採一些藥草，煮一鍋青草茶，幫大家清熱解毒一番。這些藥草用在園藝治療上，可一點都不輸西洋香草，略遜一籌的只是「香氣」。

納進本土的藥草後，那中醫呢？那五行五色、醫食同源等養生觀念，是不是可以是一種生活態度？是不是可以用在園藝「治療」上？

於是我在二〇〇五年接下格林出版社《漢方LIFE大百科》全年五十二冊的編輯工作，藉著工作，一邊學習，試著將中醫的養生觀念融進生活和園藝治療中。

中醫的五行搭著五色——紅屬心經、青屬肝經、黃屬脾經、白屬肺經，而黑則屬腎經。有天遇見一位茶師，她說：「茶也有依茶湯顏色而分五色——紅茶是紅、綠茶當然是青、烏龍茶偏黃，黑色是普洱茶，白色比較少有……」我突然靈感浮現：「那花色是不是也可以這麼分？」「那就要靠你自己去找囉。」她笑說。利用花色搭配來改變周遭氣氛、營造空間氛圍，一定可以調整人的情緒，進而產生身、心、靈的療癒，我這麼想。

還有，中醫強調「醫食同源」，所以蔬菜本身便帶有許多調養功能，自然也納進了我園藝治療的重要素材之一。

## 種籽小園丁

「兒童」是園藝治療主要對象之一。透過園藝，可以教數學、語文、美術等課程，更可以從中得知小孩的情緒和心理反應和想法。

當好友琳英問我要不要去「種籽學苑」和幾位家長一起帶「小小園丁」社團，我一口答應。於是展開一學期、和二十多位一、二年級學生，在校園裡種菜的活動。

一學期中，我們從做堆肥、設計庭園、播種、栽苗、做祕密基地，到學期末的收成Party，由教案設計到現場帶動，和家長彼此的討論與修正中，最珍貴的是，透過活動，我們發現每位小朋友的個性，以及他們和朋友之間的互動關係。

我是個固執的人，是那種「牽到北京仍是牛」的金牛座。要做個親近人的內心、設身處地、為人著想的園藝治療師，對我是個大修行！

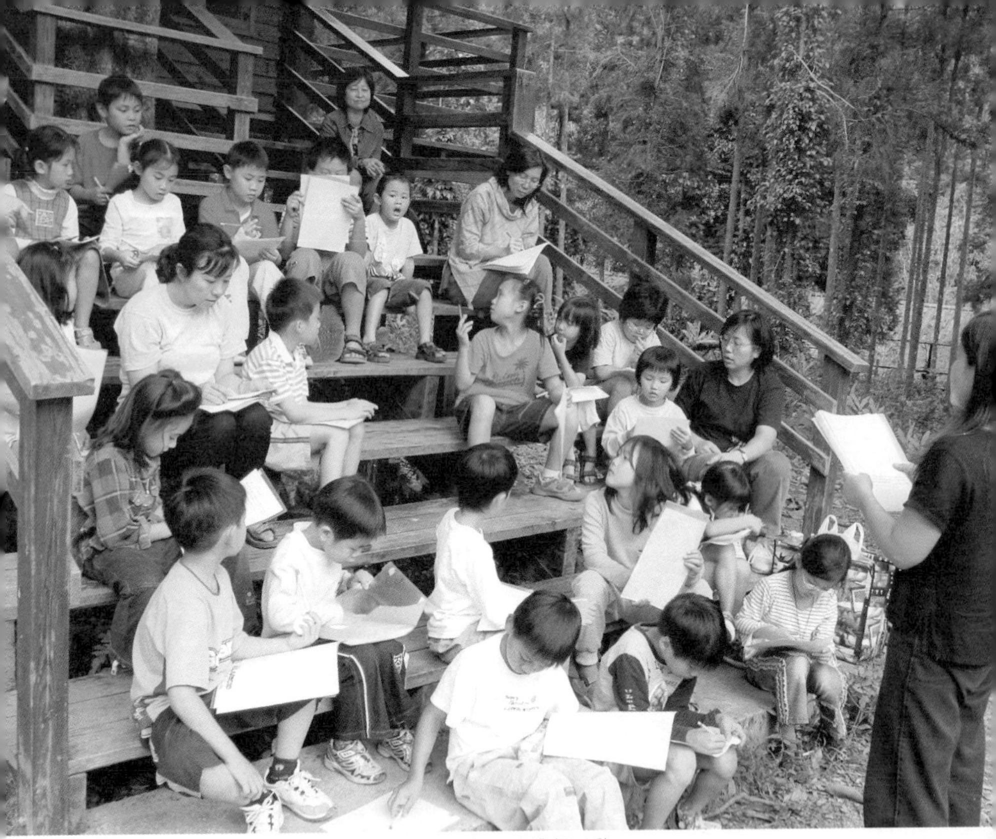

上課前，先集合小園丁說明任務和安全須知，再進行活動。

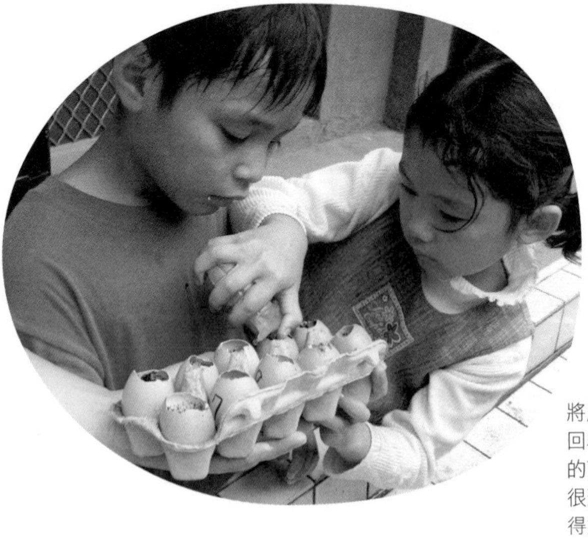

將用過的雞蛋殼回收，就是很好的育苗盆。蛋殼很薄，大家都變得好溫柔！

孩子對堆肥課反應都很熱烈，只要說明清楚，他們一點都不怕蟲、不怕髒。

陽光下，小朋友認真地在農地旁規劃心目中的夢想花園。

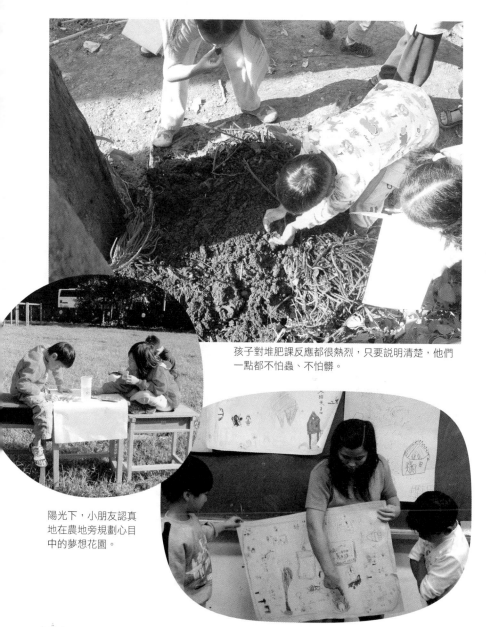

發表並票選心目中最佳的庭園設計。

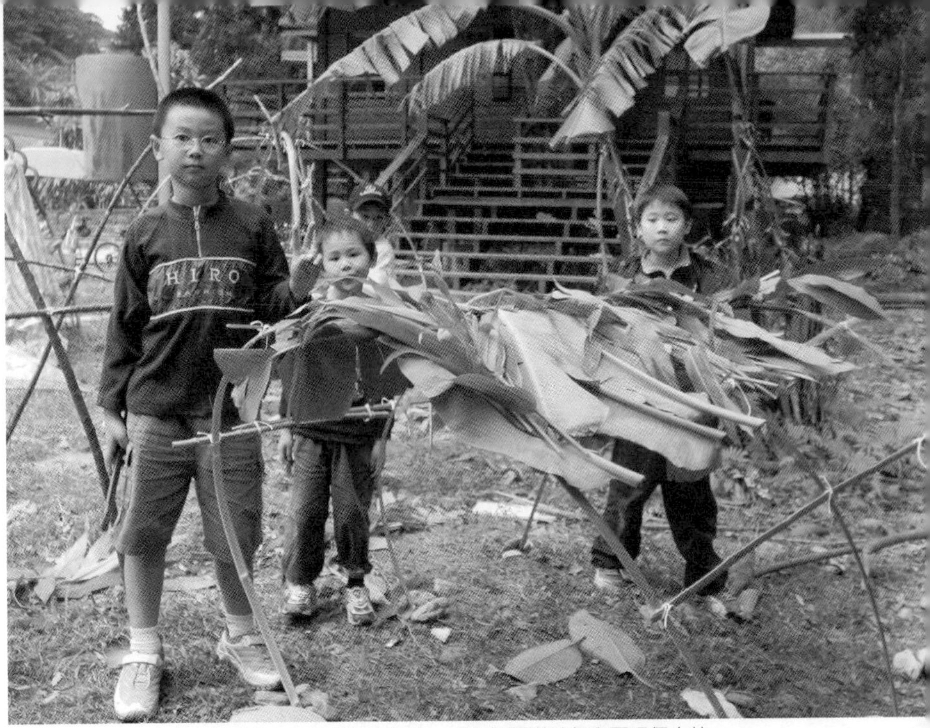


分組用柔軟的印度橡膠樹枝條和竹條搭祕密基地，可考驗團隊默契和顯現個人特質。有的小組合作愉快，有的則宣告分裂。

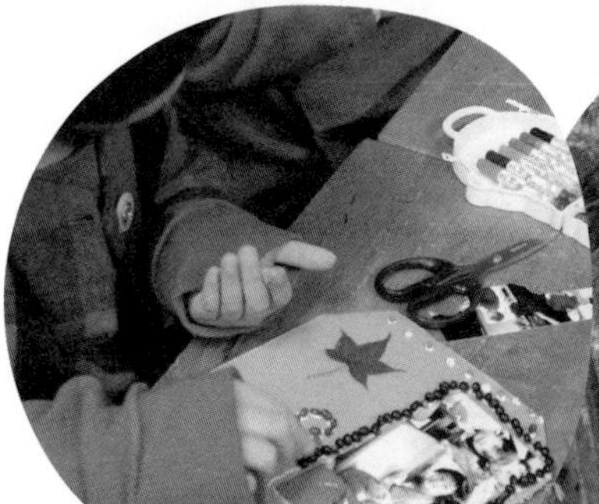

用自然的素材和回收材料，做一個專屬於自己的花草相框，這是別具意義的紀念物。

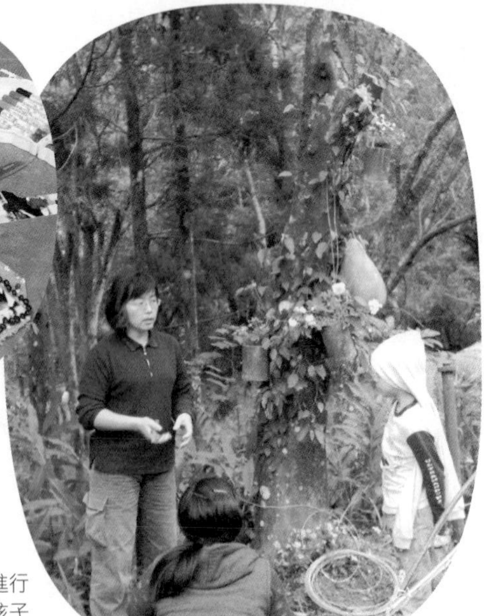

借借大樹的身體，進行集體的創作，也讓孩子和樹的距離更近。

為了柔軟固執的我，我參加了瑜伽靜坐，期待心靈的自覺和提升，更期許自己成為植物最佳的代言人，努力了解久被人遺忘的植物語言，為植物和人之間搭起最好的橋樑。這條路，我知道我還要走很久很久很久。

## 飛吧！夢想

台灣的園藝治療到底該怎麼展開呀？美國那套拿到台灣到底合不合用？日本文化較接近我們，是不是就近借鏡？但如何切入呢？

正苦惱時，突然接到台大園藝系曹幸之老師的電話：「有位日本園藝治療師要來台灣，我那時要出國，你可不可以代為招待？」啊！老天聽到我的聲音了，馬上回答：「可以！可以！」就這樣，我認識了日本第一位取得美國認證的園藝治療師——菅由美子。

約四十五歲的由美子，個子不大，理個學生頭，看起來比實際年齡還年經，說起經歷，可是洋洋灑灑：大學唸的是特殊教育，工作兩、三年後，決定去美國體驗世界，先在紐約有機農場工作兩年，接著進紐約市老人安養中心服務。為了想了解中東人的想法，而申請去巴勒斯坦服務一年；又想知道對手以色列人的想法，也在以色列住了一年。再回美國時，才下定決心取得園藝治療師的資格。十年前，回日本開展園藝治療的事業。

如今由美子擁有一個園藝治療學會和公司，鼓勵年輕人出國拿認證資格，並展開國際性園藝治療工作的串連。她驕傲地說：「二〇〇七年將有三十多位我們送出去的園藝治療師回國服務。」她最想串連亞洲國家，成立亞太地區園藝治療學會，「到時候，我們就可以自己來辦認證了！」她野心勃勃地說。

為了加強心理治療上的專業，她現在正在瑞士專攻榮格心理學博士。

## 蓄勢待發的第二春

每年日本園藝治療學會都會選一個地方舉辦「國際園藝治療研討會」，邀請世界各國園藝治療師互相交換工作經驗。我靈機一動，「待日本活動結束後，何不就近邀請這些專家來台灣？」於是連絡上台中自然科學博物館，在林宗賢館長大力支持下，敲定了在二〇〇七年

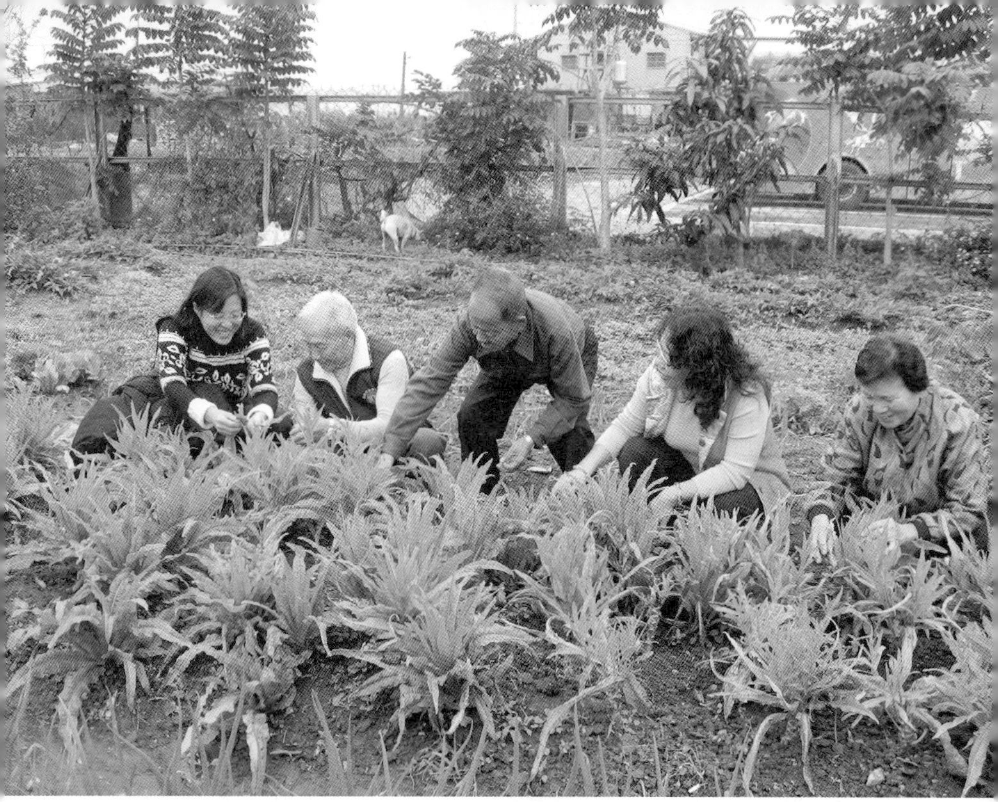

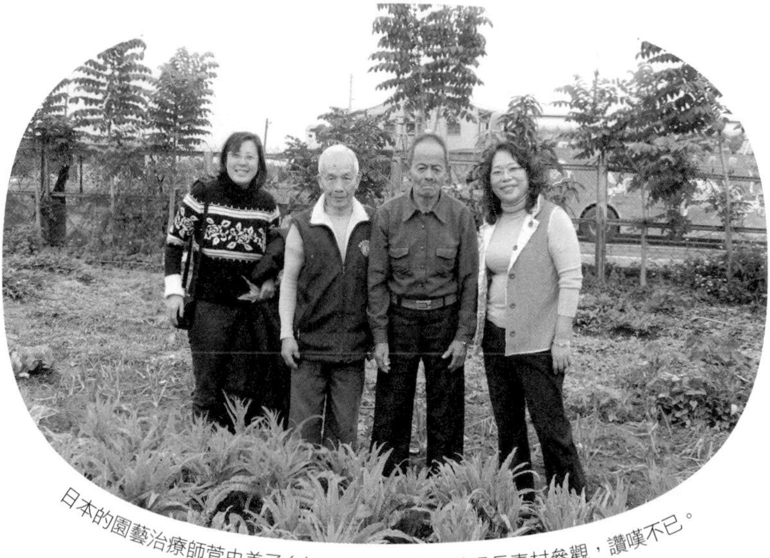

日本的園藝治療師菅由美子（左一）到南投埔里菩提長青村參觀，讚嘆不已。

五月合作主辦第一屆「園藝治療國際研討會」。

為了詳談國際研討會細節，二〇〇六年十二月下旬，由美子竟從大阪搭船三天來到基隆港，「因為我想體會以前日本人來台灣的感覺。」真是一個怪腳呀！

為了讓大家分享她豐富的園藝治療經驗，在心靈工坊全員的協力下，用很短的時間，我們為她舉辦了一次演講。那晚，九十多位聽眾將會場擠爆了，「啊！原來台灣有這麼多人對園藝治療有興趣。」接著，我帶她參觀埔里菩提長青村，當晚就住在村裡。長青村是九二一地震後，為安頓無家可歸的老人家而建的，不但有組合屋住宿，一片供老人家種菜、養雞、養羊等的菜園，一個大廚房供餐，還有各種才藝教室，老人家在這裡過得自在而滿足。由美子看得讚不絕口。

接下來，在新故鄉基金會廖嘉展和顏新珠的導覽下，我們看到生態社區的發展，看到辛苦一輩子的老農夫、老農婦，快樂地將記憶中的農村生活用彩筆繪畫出來。

臨走前，由美子對大家說：「你們要有自信，你們做的是世界級的！」

此外，二〇〇六年還因緣際會碰到幾位理念相投、從事生態景觀朋友，組了「新綠主義」公司，推廣園藝治療、療癒花園和生態花園的設計；認識已將樸門農藝默默融進景觀設計的景觀設計師陳瑞源……我的風來了嗎？

毅然決然地，我將名片上的頭銜印上「園藝治療師」和「樸門農藝師」。各位，請祝福我吧，我就要乘著這兩個大夢展翅飛翔了！

# 友人的祝福

（依姓氏筆劃排序）

## 王明玲（國家圖書館參考館員）

我覺得「喬木之材」這四字可以很精確地形容盛璘的生命氣質：金牛座的她，頭腦好，身體好，從小想做的事，無一不能達成，也都能夠成大事業。在五十歲知命之年時，感到頭腦與身體的退化，讓盛璘有些驚心，也知道生命的極限，因而轉變成柔和的人，養雞養貓，用一公升的眼淚，救回受傷的雞，喬木流淚，不是壞事，而是要成就更大的事業。

五十歲之後，盛璘找到她的天命，朝「樸門農藝」與「園藝治療」發展，這都是直指生命本質的志業，尤其在園藝治療方面，我相信會有受傷的心靈，通過這樣的治療，而重新體會生命的美好。

## 許琳英（文字工作者）

認識盛璘已有二十幾年，是在我大學畢業進入漢聲的那年。不過我在不同的部門，只能聽聞人人口中的「百科聖母」點點滴滴的事蹟，之後在「漢聲退除役官兵」的聚會中偶爾見到她，她總是滿懷理想，努力實踐抱負，對於生性慵懶的我來說，她的所作所為我唯有仰望，無法贊一詞。直到盛璘確定自己人生第二春的目標，從美國回到台灣之後，我才有幸成為「草盛園」的班兵，近距離與她共事。我很感動盛璘把幫助人和幫助地球當做此後的目標，同時不斷的內省，期許自己更柔軟，不像一般人隨著年紀的增長，肉體與心靈自然僵化。我想這也是園藝治療許諾我們的美麗風景吧！

## 黃智偉（漢珍數位圖書公司副總編輯）

盛璘是我出社會工作遇到的第一個頂頭上司，比我大十六歲。就像一般人一樣，我對上司敬而遠之。不過，從大家的口中得知，盛璘是一位「與眾不同」的人，但到底哪裡最特別呢，我也說不清楚。

二〇〇二年春天，盛璘即將離開台灣，到美國尋找第二春。三月的最後一天清晨我回嘉義掃墓，事畢搭火車轉往彰化，經過濁水溪大橋時，恰好遇上「三三一大地震」，直覺那是特別的一天。特別的事還有那天的重點工作：先前被丟棄在彰化的摩托車，因為操勞過度引擎縮缸，必須後送回台北大修。我利用掃墓之行的回程，以二十五公里的「極速」直奔台北。跨越大甲溪橋時，遙望海平面上的夕陽，我仍鬥志高昂。半夜三更才經過桃園、鶯歌，體力和意志已瀕臨崩潰。我想起盛璘住在不遠的樹林，也想起她即將遠行，便打電話給她，根據指示找到她家。

盛璘很快擺出啤酒招待我這位不速之客。她剛辦完父親的喪事，就要去美國了。說著說著她摸出一個小盤子，上頭有白色的粉末與塊狀物體，是父親火化後的遺骨。不只她，連妹妹的小孩也拿了一些作紀念。我驚訝的凝視這白骨，想起那早在爺爺的墓地，大家還對於撿骨一事引用道聽塗說的習俗互相辯駁。突然，我了解了——禁忌與習俗對她不起作用，世俗的觀點也無法左右她。她追求自己的想法，也重視自己的感覺。務實，不拘形式等這些特質，一點一滴的塑造出「盛璘式」的與眾不同。而到今天，我仍然常常想起那塊白骨，以及白骨的啟示。

## 黃靜宜（遠流出版社副總編輯）

盛璘是典型的金牛座，很執著、單純、專注，充滿韌性與勇往直前的決心，許多難度甚高的編輯企劃案，總在她炯炯目視下一點一點終至完成。她從不婆婆媽媽，沒有人會用溫柔細膩來形容她，然而她有一種天生令人安心的特質，有她在旁，你會覺得即便再窮厄的困境，似也能撥除雜訊，找到回復與新生的契機。這或許是比起理所當然的溫柔體貼，更適以成就一個園藝治療師的真正關鍵力吧！

## 連翠茉（遠流親子館主編）

和盛璘共事的時候，我已經不年輕了，所以能跳脫上司下屬的關係欣賞她。只能說欽佩（說實話，實在不羨慕，太累了），在活過她曾經的任何歲數上，我都絕對不及千分之一，不管活力或毅力。盛璘的第二春，我深受其惠，深信她將會造福更多的人，也期待未來有幸成為終身義工。

## 賴惠鳳（資深編輯人）

四年多前，當盛璘決定赴美遊學，並尋找工作的第二春時，好友們千叮嚀萬囑咐：「要幸福喲！」意思是要單身的她，除了追尋事業以外，也要努力覓尋「Mr. Right」。而她在美國安頓好後，即藉著每週一封的週記，報告在美的生活點滴。

金牛座的她發揮牛的蠻勁，這週記一寫就沒停過。漸漸的，週記有了明確的主題，不再是漫談S先生K小姐，或看看這個展覽，逛逛那個書店，而是聚焦在她選修的園藝課程，以及一個我們從沒聽過的樸門農藝上了。

透過信中的描述，我們約略知道樸門農藝是一種新的農法，一種對待土地與生態環境的新觀念，也是一種「生活形態」、「生活哲學」。這與盛璘信奉的生活理念十分契合，也是她未竟的從農之夢。於是乎，她幾近饑渴的一頭鑽進去，又選課又實習又觀摩，連暑假也到處去聽相關演講……

回台後，盛璘又像牛般的拚命：組織讀書會、成立園藝治療學會、籌辦研討會等，也在三峽農地實驗樸門農藝，逐步展開新事業。雖然不是姐妹們以為的Mr. Right，可對盛璘來說，園藝治療與樸門農藝恐怕才是她生命中更重要的「Right」things 吧？

**譚凝慶**（自由寫作者）

許多人面臨中年危機，會追求生涯的第二春，但不是個個均能覓得。當昔日漢聲同事盛璘揹起行囊，遠來加州尋夢，正值中年的我也計劃由美返台，探索生命另種可能，我們就這樣東西兩岸錯身穿梭。

閱讀《走進園藝治療的世界》的稿子，種種初抵美國的相似境遇浮上心頭，感同身受。一個四十多歲的女子獨在異鄉，面臨新環境的挑戰，若非內心強烈的意志，極難堅持。

人總在相對中看見彼此，盛璘回台短短兩年多，猶如俠女般開疆闢土披荊斬棘，不得不佩服她超強的行動力。而她待人豪氣大方，行事踏實堅定，是猶在漫漫尋夢路上的我，學習的榜樣。相信以她過人的實踐力，定能在未來人生中，迭創綿綿不絕的無數春天。

**小財陽子**（Kozai Yoko，園藝治療師）

我是在美麗特社區大學的園藝治療課遇見盛璘。在課程中，我們一起經歷最美好的經驗就是，參訪許多進行園藝治療的機構，包括醫院、公共花園等，並和來自不同族群的個案，如年長者、幼稚園學生、腦性痲痺者、職前訓練班的學生等一起工作。當然因為族群不同，相對能力也不同。透過適當的活動設計，個案們開始自在的在大自然中玩耍，並單純的享受。每次當我們在他們臉上看到笑容或是喜悅的表情，在分享幸福的同時，實在有說不出的充實感。

因為盛璘的熱情和個性，不論是個案或是同學都非常喜愛她。我很高興遇見盛璘，也對她回台灣所做的一切努力感到興奮，你絕對無法相信她對大自然和人的樂情與關愛是如此源源不絕。

**朗**（Ron Weaver，園藝治療師）

恭喜盛璘成為一位園藝治療師和樸門農藝師！

從美麗特社區大學拿到園藝治療證書後，我花了一些時間閱讀有關人和植物關係的研究，明白了人類和植物之間有著密切關係。但諷刺的是，我們需要植物，它們並不需要我們。植物提供食物、庇護、衣服，還有我們呼吸的氧氣。它們不斷要求我們不要消滅它們或它們所生長的環境。

就個人層面，透過照顧植物，植物提供了我們平靜和安祥。即便完成勞累又吃力的除草工作，也能提供一種滿足感。澆水、施肥和修剪帶來當季的豐收。信步在園子裡，顏色、氣味和觸覺的富饒，帶來喜悅和平和。然而唯有我們提供植物一個生生不息的住所，這一切的賜予才能維繫。和盛璘共勉之！

## 史考特（Scott McGinnes，園藝治療師）

幾年前，我完成了美麗特社區大學的註冊，想要一窺園藝治療的世界。坐在我旁邊的是一位戴著眼鏡、十分不安的女士。她說她遠渡重洋一路從台灣來到這裡，想讓自己緩慢下來。我忍不住笑了出來，事實上她正處在我所待過步調最快的區域。於是，我把她夾在雙翼之下，帶著她去看看加州一帶步調較慢的地方，她是一個很棒的探險夥伴，也是堅強而熱情的工作者。從學校、日間照護者、殘障者到家庭花園，我們一起工作，一起創造了許多花園，我們的任務是要讓這個星球變成一個到處可生產食物的地方。

提到園藝治療，我想到的不僅僅是曾經透過分享我對植物和萬物的愛，進而幫助他們的人；也包括了在這過程中，自然而然產生的美好友誼和連結。我深深的以盛璘，還有她為台灣島上的人們所做的一切為榮。知道在千哩之外，有人正和我一樣，為了這個星球的未來進行著重要的工作，我深深的被激勵與提升。

## 凱洛琳（Carolyn North，作家）

回憶起和盛璘相處的時光，最讓我喜愛的一段是，有一次在一項土壤保存計劃中，我們一起在迷宮花園工作。那一天艷陽高照，我們必須用地覆物和土做出迷宮的路線，盛璘一整天都在賣力工作。就在我們用完所有的材料後，盛璘說：「我們要不要繼續種些東西？」所以我們做了。如果我沒記錯，那天雖然有四個人，但是她竟然做了大部分的工作呢，真教人刮目相看她對於喜愛事物的熱情和毅力！

**凱倫**（Karen Tabot，資深園藝治療師）

我很高興有這個榮幸為盛璘的新書背書。她遠從台灣來到美國的美麗特大學學習園藝治療，她真的是一位很認真的學生。我很高興她能將她所學的技能和知識運用在她的國家。深深祝福每位擁抱、接受園藝治療的台灣人。

# 【附錄】延伸閱讀

## 中文書目


*《青松ê種田筆記：穀東俱樂部》（2007），賴青松，心靈工坊。
*《Table Garden：創造桌上的綠活小森林》（2007），矢野Tea，遠流出版。
*《設計自然屋：有機住家實用指南》（2007），大衛．皮爾森（David Pearson），山岳出版社。
*《綠活：接通我的神秘能量》（2006），茱迪．韓德斯曼（Judith Handelsman），橡實文化。
*《種植有益健康的室內植物》（2006），孫基哲，晨星出版。
*《用「廚餘堆肥」製作優質土壤》（2006），門田幸代，漢欣文化。
*《半農半X的生活：順從自然，實踐天賦》（2006），塩見直紀，天下文化。
*《失落的蔬果》（2006），劉克襄，二魚文化。
*《我的幸福農莊》（2006），陳惠雯，麥浩斯。
*《永續建築及景觀的實務生態學》（2006），賴明洲，明文。
*《生態學的第一堂課》（2006），丹尼斯．歐文（Denis Owen），書泉。
*《台灣的有機農業》（2005），吳東傑，遠足文化。
*《治療景觀與園藝療法》（2005），郭毓仁，詹氏書局。

*《女農討山誌：一個女子與土地的深情記事》（2004），李寶蓮，張老師文化。

*《花朵的祕密生命》（2004），蘿賽（Sharman Apt Russell），貓頭鷹書房。

*《有機心生活》（2004），劉力學，咖啡田出版社。

*《山腳下的農夫》（2002），沈珍妮，個人出版。

*《永續栽培設計》（1999），比爾・莫里森（Bill Mollison），田園城市。

*《農莊生活手記：The Goods Life，新時代思潮的先鋒探險》（1999），聶爾寧夫婦（Helen & Scott Nearin），立緒。

*《植物的祕密生命》（1998），湯京士（Peter Tompkins）、柏德（Christopher Bird），台灣商務印書館。

*《新世紀農耕》（1997），鮑伯・肯那德（Bob Cannard），琉璃光。

*《日本ＭＯＡ的自然農法》（1996），漢聲雜誌社。

*《與孩子分享自然》（1994），約瑟夫・柯內爾（Joseph Cornell），張老師文化。

## 英文書目

* Sharon Pastor, Ph.D. Simson & Martha C. Straus (2003), Horticulture As Therapy: Principles and Practice. Haworth Press.

* David Holmgren (2002), Permaculture: Principles and Pathways Beyond Sustainability, Holmgren Design

Services.

* Suzanne Ashworth & Kent Whealy (2002), Seed to Seed: Seed Saving and Growing Techniques for Vegetable Gardeners, Seed Savers Exchange.
* Bill Mollison (1999), Permaculture: A Designers' Manual, Tagari Publications.
* Becky Bee (1998), The Cob Builders Handbook: You Can Hand-Sculpt Your Own Home, Groundworks
* Bill Mollision (Revised edition ,1997), Introduction to Permaculture, Tagari Publications.
* Mitchell Hewson(1996), Horticulture as Therapy: A Practical Guide to Using Horticulture as a Therapeutic Tool, Idyll Arbor
* Charles A. Lewis(1996), Green Nature/Human Nature: The Meaning of Plants in Our Lives, University of Illinois Press.
* Linda Woodrow (1996), The Permaculture Home Garden, Penguin Books Ltd.
* Gene Rothert(1994), The Enabling Garden: Creating Barrier-Free Gardens, Taylor Publishing Company.
* Patrick Whitefield(1993), Permaculture in a Nutshell, Permanent Publications, U.K.

## 網頁資訊

* 茱蒂・巴瑞網頁：www.judibari.org

* 克里斯多夫個人網頁：www.wildheartgardens.com
* 校園菜圃：http://www.edibleschoolyard.org/homepage.html
* 史萊德環境教育農場：www.slideranch.org
* 草盛園：www.5color.idv.tw/wwgarden
* Permaculture 聚樂部落：http://www.prout.org.tw/permaculture/preface.htm
* 穀東俱樂部交流園地：http://blog.roodo.com/sioong

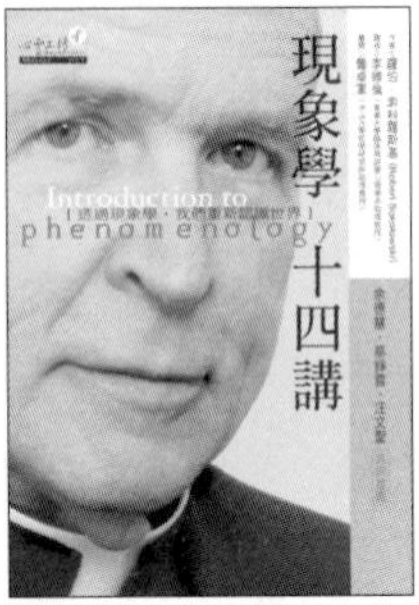


## 現象學十四講

作者—羅伯・索科羅斯基
譯者—李維倫　定價—380元

這本認識現象學的入門書，將現象學的核心議題、基本要素、語彙、概念等做了詳盡的解釋，並也以日常生活爲例，讓讀者從以往的習以爲常，進入從現象學角度思考的哲學生活。

迷惘與清明的纏綿糾葛，讓人渴盼
清靈的暮鼓晨鐘，心靈的虔誠祈禱，智慧的凝練經句
或是淡淡點撥，或是重重棒喝
內在靈性已然洗滌清澈，超越自我

## Harmony

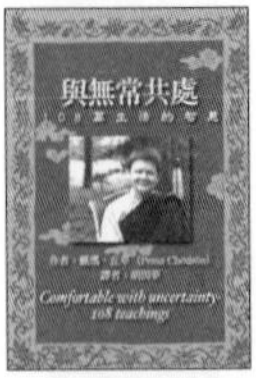


### 與無常共處

【108篇生活的智慧】
作者—佩瑪・丘卓
譯者—胡因夢　定價—320元

本書結集佩瑪・丘卓數本著作中的一百零八篇教誨，幫助我們在日常的挑戰中培養慈悲心和覺察力，深入探索友愛、禪定、正念、當下、放下，以及如何面對恐懼和各種痛苦的情緒。

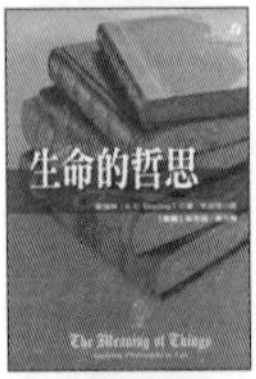


### 生命的哲思

作者—葛瑞林
譯者—李淑珺　定價—250元

本書是英國著名哲人葛瑞林對人類日常生活的深思與反省。透過一篇篇短小精湛的文章，作者想傳達給我們的是，追求生命的意義與生命蘊含的寶藏，會使人獲得深刻的啓發與提升。

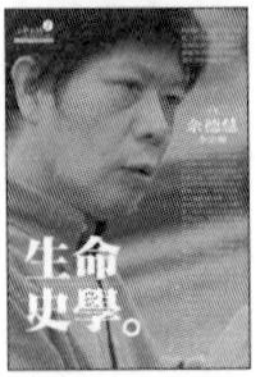


### 生命史學

作者—余德慧　定價—280元

時間賦予我們奇妙的感覺，使我們的生命產生某種氛圍，像薄薄的光暈籠罩著現在，也因此有了生命的厚重感。

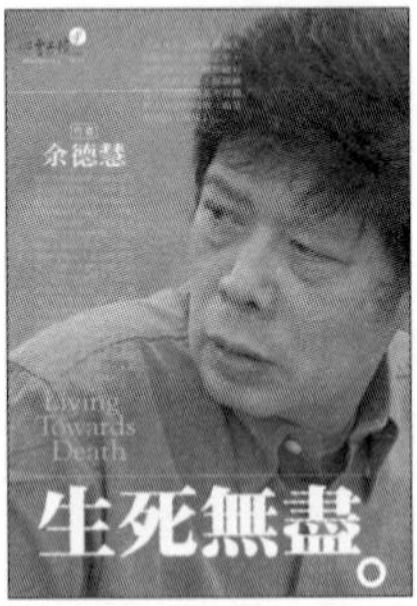


### 生死無盡

作者—余德慧　定價—250元

承接「把死亡當作生命的立足點」的觀念，余德慧教授在本書中思考的是現實中與生共俱的死亡。在剝除重重障蔽的過程中，他提出「瀕臨」的想法：「在任何活著的時刻，都能準確地捕捉到生死的同時存在。」呈現出一個「生死相通」的自在世界。

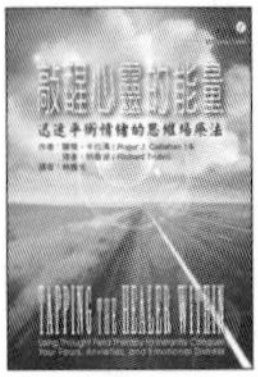

## 敲醒心靈的良醫
【迅速平衡情緒的思維場療法】
作者—羅傑・卡拉漢、理查・特魯波
譯者—林國光　定價—320元

在全世界，思維場療法已經證明對75%至80%的病人的身心產生恆久的療效，這個成功率是傳統心理治療方法的許多倍。透過本書，希望有更多讀者也能迅速改善情緒，過著更平衡的人生。

顛倒的生命，窒息的心願，沈淪的夢想
爲在暗夜進出的靈魂，
守住窗前最後的一盞燭光
直到晨星在天邊發亮

# SelfHelp

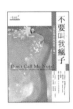

## 不要叫我瘋子
【還給精神障礙者人權】
作者—派屈克・柯瑞根、羅伯特・朗丁
譯者—張葦　定價—320元

本書兩位作者都有過精神障礙的問題，由於他們的寶貴經驗，更提高本書的價值。汙名化不僅只影響精障朋友，而會擴及社會。所以找出消除汙名化的方法應是大眾的責任。

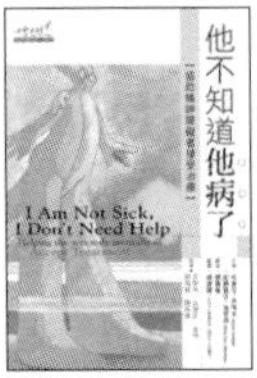


## 他不知道他病了
【協助精神障礙者接受治療】
作者—哈維亞・阿瑪多&安娜麗莎・強那森
譯者—魏嘉瑩　定價—250元

如果你正爲有精神障礙的家人該不該接受治療而掙扎，本書是你不可或缺的。作者提供了深刻、同理且實用的原則，足以化解我們在面對生病的人時，產生的挫折與罪惡感。

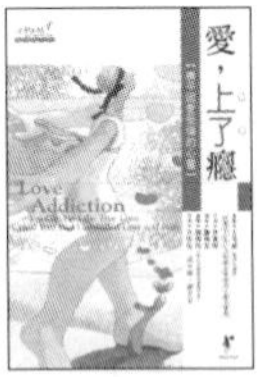


## 愛，上了癮
【撫平因愛受傷的心靈】
作者—伊東明 譯者—廣梅芳 定價—280元

日本知名性別心理學專家伊東明，透過十三位男女的眞實故事，探討何謂「愛情上癮症」。他將愛情上癮症分爲四種：共依存型、逃避幸福型、性上癮型，以及浪漫上癮型。

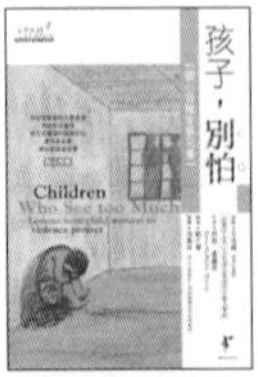


## 孩子，別怕
【關心目睹家暴兒童】
作者—貝慈・葛羅思
譯者—劉小菁　定價—240元

本書讓我們看到目睹家暴的孩子如何理解、回應並且深受暴力的影響。作者基於十多年的實務經驗，與父母、老師、警察及其他助人工作者分享如何從輔導、法令與政策各方面著手，眞正幫助到目睹家暴的兒童。

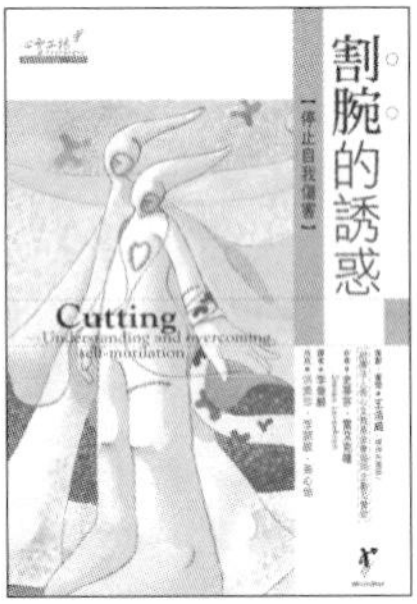


## 割腕的誘惑
【停止自我傷害】
作者—史蒂芬・雷文克隆
譯者—李俊毅　定價—300元

本書作者深入探究自傷者形成自我傷害性格的成因，如基因遺傳、家庭經驗、童年創傷及雙親的行爲等，同時也爲自傷者、他們的父母以及治療師提出療癒的方法。

心靈工坊 PsyGarden

探索身體，追求智性，呼喊靈性，
攀向更高遠的意義與價值
是幸福，是恩典，更是內在心靈的基本需求，
企求穿越回歸眞我的旅程

## Holistic

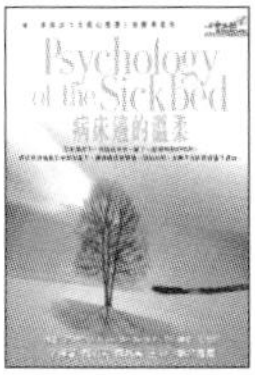


### 病床邊的溫柔

作者—范丹伯　譯者—石世明
定價—150元

本書捨棄生理或解剖的觀點，從病人受到病痛的打擊，生命必須面臨忽然的改變來談生病的人遭遇到的種種問題，並提出一些訪客箴言。

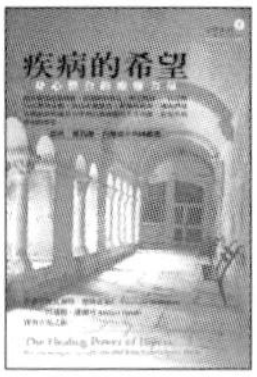


### 疾病的希望

【身心整合的療癒力量】
作者—托瓦爾特．德特雷福仁、呂迪格．達爾可
譯者—易之新　定價—360元

把疾病當成最親密誠實的朋友，與它對話——因爲身體提供了更廣的視角，讓我們從各種症狀的痛苦中學到自我療癒的人生功課。

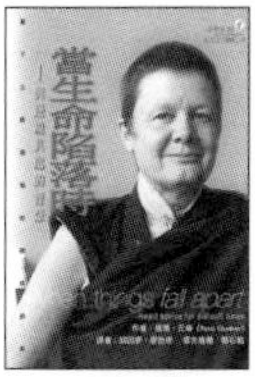


### 當生命陷落時

【與逆境共處的智慧】
作者—佩瑪．丘卓
譯者—胡因夢、廖世德　定價—200元

生命陷落谷底，如何安頓身心、在逆境中尋得澄淨的智慧？本書是反思生命、當下立斷煩惱的經典作。

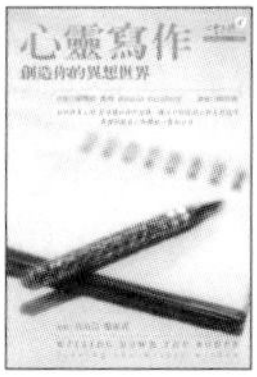


### 心靈寫作

【創造你的異想世界】
作者—娜妲莉．高柏
譯者—韓良憶　定價—300元

在紙與筆之間，寫作猶如修行坐禪
讓心中的迴旋之歌自然流唱
尋獲馴服自己與釋放心靈的方法

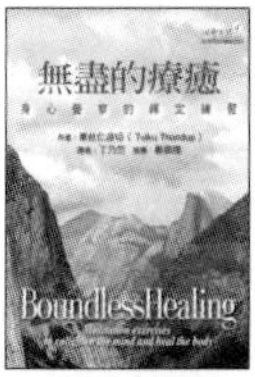


### 無盡的療癒

【身心覺察的禪定練習】
作者—東杜法王　譯者—丁乃竺
定價—300元

繼《心靈神醫》後，作者在此書中再次以身心靈治療爲主、教授藏傳佛教中的禪定及觀想原則；任何人都可藉由此書習得用祥和心修身養性、增進身心健康的方法。

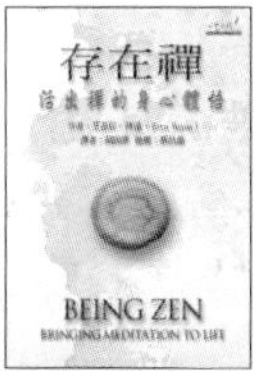


### 存在禪

【活出禪的身心體悟】
作者—艾茲拉．貝達　譯者—胡因夢
定價—250元

我們需要一種清晰明確的實修方式，幫助我們在眞實生命經驗中體證自己的身心。本書將引領你進入開闊的自性，體悟心中本有的祥和及解脫。

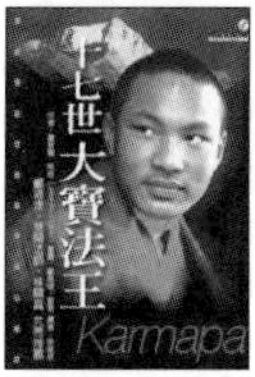


### 十七世大寶法王

作者—讓保羅．希柏
審閱—鄭振煌、劉俐　譯者—徐筱玥
定價—300元

在達賴喇嘛出走西藏四十年後，年輕的十七世大寶法王到達蘭薩拉去找他，準備要追隨他走上同一條精神大道，以智慧及慈悲來造福所有生靈。

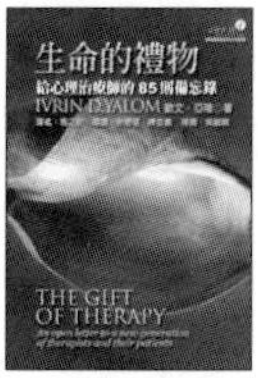


### 生命的禮物

【給心理治療師的85則備忘錄】
作者—歐文．亞隆　譯者—易之新
定價—350元

當代造詣最深的心理治療思想家亞隆認爲治療是生命的禮物。他喜歡把自己和病人看成「旅程中的同伴」，要攜手體驗愉快的人生，也要經驗人生的黑暗，才能找到心靈回家之路。

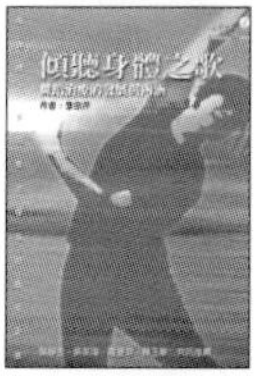


### 傾聽身體之歌

【舞蹈治療的發展與內涵】
作者—李宗芹　定價—280元

全書從舞蹈治療的發展緣起開始，進而介紹各種不同的治療取向，再到臨床治療實務運作方法，是國內第一本最完整的舞蹈治療權威書籍。

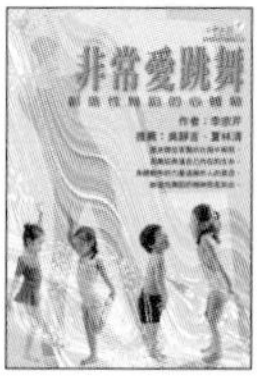


### 非常愛跳舞

【創造性舞蹈的新體驗】
作者—李宗芹　定價—220元

讓身體從累贅的衣服中解脫，用舞蹈表達自己內在的生命，身體動作的力量遠勝於人的意念，創造性舞蹈的精神即是如此。

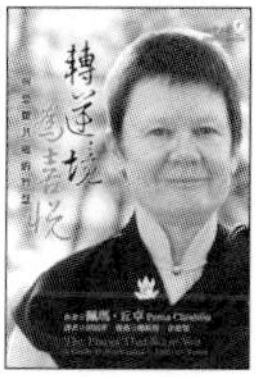


### 轉逆境爲喜悅

【身心整合的療癒力量】
作者—佩瑪．丘卓　譯者—胡因夢
定價—230元

以女性特有的敏感度，將易流於籠統生硬的法教，化成了順手拈來的幽默譬喻，及心理動力過程的細膩剖析。她爲人們指出了當下立斷煩惱的中道實相觀，一條不找尋出口的解脫道。

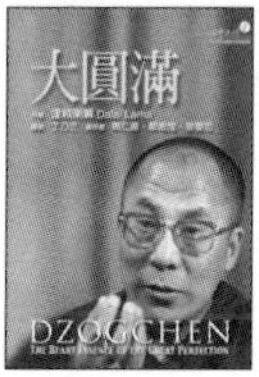


### 大圓滿

作者—達賴喇嘛　譯者—丁乃竺
定價—320元

「大圓滿」是藏傳佛教中最高及最核心的究竟眞理。而達賴喇嘛則是藏傳佛教的最高領導，一位無與倫比的佛教上師。請看達賴喇嘛如何來詮釋和開示「大圓滿」的精義。

心靈工坊 |PsyGarden|
Living 005

# 走進園藝治療的世界

Becoming a Horticulture Therapist

作者—黃盛璘

出版者—心靈工坊文化事業股份有限公司
發行人—王浩威
總編輯—王桂花　執行編輯—周旻君
特約編輯—蔡祐庭　美術設計—吉松薛爾
通訊地址—106台北市信義路四段53巷8號2樓
郵政劃撥—19546215　戶名—心靈工坊文化事業股份有限公司
電話—02)2702-9186　傳真—02)2702-9286
Email—service@psygarden.com.tw　網址—www.psygarden.com.tw

製版・印刷—彩峰造藝印像股份有限公司
總經銷—大和書報圖書股份有限公司
電話—02)8990-2588　傳真—02)2990-1658
通訊地址—242台北縣新莊市五工五路2號（五股工業區）
初版一刷—2007年6月　初版十刷—2019年5月
ISBN—978-986-7574-98-5　定價—300元



國家圖書館出版品預行編目資料

走進園藝治療的世界／黃盛璘著．－－初版．－－
臺北市：心靈工坊文化，2007［民96］
面；公分．－－（Living；5）
ISBN 978-986-7574-98-5（平裝）
1.園藝治療 2.農藝

418.94　　96005530

心靈工坊 PsyGarden 書香家族 讀友卡

感謝您購買心靈工坊的叢書，為了加強對您的服務，請您詳填本卡，
直接投入郵筒（免貼郵票）或傳真，我們會珍視您的意見，
並提供您最新的活動訊息，共同以書會友，追求身心靈的創意與成長。

書系編號—LV005　　書名—走進園藝治療的世界

姓名　　是否已加入書香家族？□是 □現在加入

電話（公司）　（住家）　手機

E-mail　生日　年　月　日

地址 □□□

服務機構／就讀學校　職稱

您的性別—□1.女 □2.男 □3.其他

婚姻狀況—□1.未婚 □2.已婚 □3.離婚 □4.不婚 □5.同志 □6.喪偶 □7.分居

請問您如何得知這本書？

□1.書店 □2.報章雜誌 □3.廣播電視 □4.親友推介 □5.心靈工坊書訊
□6.廣告DM □7.心靈工坊網站 □8.其他網路媒體 □9.其他

您購買本書的方式？

□1.書店 □2.劃撥郵購 □3.團體訂購 □4.網路訂購 □5.其他

您對本書的意見？

| | | | | |
|---|---|---|---|---|
| 封面設計 | □ 1.須再改進 | □ 2.尚可 | □ 3.滿意 | □ 4.非常滿意 |
| 版面編排 | □ 1.須再改進 | □ 2.尚可 | □ 3.滿意 | □ 4.非常滿意 |
| 內容 | □ 1.須再改進 | □ 2.尚可 | □ 3.滿意 | □ 4.非常滿意 |
| 文筆／翻譯 | □ 1.須再改進 | □ 2.尚可 | □ 3.滿意 | □ 4.非常滿意 |
| 價格 | □ 1.須再改進 | □ 2.尚可 | □ 3.滿意 | □ 4.非常滿意 |

您對我們有何建議？

▲您的意見，我們將轉貼在心靈工坊網站上，www.psygarden.com.tw

廣　告　回　信
台北郵局登記證
台北廣字第1143號
免　貼　郵　票

心靈工坊 PsyGarden

台北市106 信義路四段53巷8號2樓

讀者服務組　收

免　貼　郵　票

（對折線）

## 加入心靈工坊書香家族會員
## 共享知識的盛宴，成長的喜悅

請寄回這張回函卡（免貼郵票），
您就成爲心靈工坊的書香家族會員，您將可以——

⊙隨時收到新書出版和活動訊息

⊙獲得各項回饋和優惠方案